北京大学第一医院**著名儿科医师**
梁芙蓉老师最新力作

小偏方大功效

宝宝病痛全跑掉

梁芙蓉
主编

北京大学第一医院儿科主任医师
中国优生科学协会临床营养工作组委员会委员
中国妇联心系新生命组委会专家

U0345111

江苏凤凰科学技术出版社

国家一级出版社　　全国百佳图书出版单位

图书在版编目（CIP）数据

　　小偏方大功效. 宝宝病痛全跑掉 / 梁芙蓉主编. —南京：
江苏凤凰科学技术出版社，2014.3（2015.7 重印）
　　（凤凰生活）
　　ISBN 978-7-5537-2718-9

　　Ⅰ. ①小…　Ⅱ. ①梁…　Ⅲ. ①小儿疾病 – 土方 – 汇编
Ⅳ. ① R289.2
　　中国版本图书馆 CIP 数据核字（2014）第 321245 号

小偏方大功效 . 宝宝病痛全跑掉

主　　　　编	梁芙蓉
责 任 编 辑	吴　迪　谷建亚　董　玲
助 理 编 辑	刘　坤
责 任 校 对	郝慧华
责 任 监 制	曹叶平　周雅婷

出 版 发 行	凤凰出版传媒股份有限公司 江苏凤凰科学技术出版社
出版社地址	南京市湖南路 1 号 A 楼，邮编：210009
出版社网址	http://www.pspress.cn
经　　　销	凤凰出版传媒股份有限公司
印　　　刷	南京精艺印刷有限公司

开　　　本	718mm×1 000mm　1/16
印　　　张	15
字　　　数	300 000
版　　　次	2014 年 3 月第 1 版
印　　　次	2015 年 7 月第 2 次印刷

标 准 书 号	ISBN 978-7-5537-2718-9
定　　　价	29.90 元

图书如有印装质量问题，可随时向我社出版科调换。

前言

宝宝如同一个小天使，他给家庭带来新的希望和欢乐，就像旷野中一株新绿，蓬勃着强大的生命力，等待某一天长成一棵浓荫大树。不过，现在小家伙还很嫩，生活的风吹雨打都会给他带来打击，因此，他特别需要爸爸妈妈的精心呵护。

由于孩子的各个器官还没有发育完善，各系统功能也没有成人那么成熟，孩子很多方面不同于成人，免疫力较差就是其中非常重要的一方面。因此，他们在日常生活中容易患一些感染性疾病，如感冒、发烧、咳嗽、肺炎、腮腺炎等。这就需要爸爸妈妈们给予孩子更多的关心和爱护，在宝宝未患病之前做好预防工作，帮助宝宝快快增强身体各系统的功能。

另一方面，宝宝一旦患病了，要尽早地给予治疗和处理，以减少宝宝的痛苦。生活中有很多适合宝宝的食物小偏方，它们有一定的疗效，相对于药物而言，它们显得更安全一些，很多原料都是来源于生活中常见的食物或药材，取材方便、经济。这些信手拈来的宝贝，会给宝宝带来很多的益处，值得爸爸妈妈们收藏。

需要特别提醒的是，宝宝患病需要医生合理治疗，偏方存在很大的局限性，只起辅助作用，如用法、用量、适用人群、适用时间等都会因人而异。因此，在给宝宝用偏方前，一定要询问专家，结合宝宝自身的身体状况，科学、合理地运用，以便所用的偏方能安全有效地发挥功效，切忌因使用偏方耽误正规治疗！

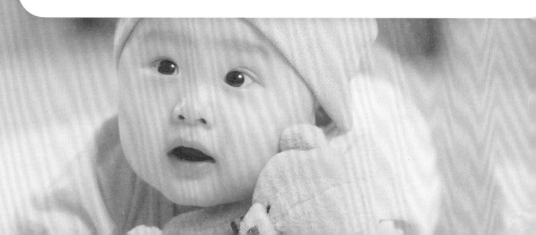

目录

第1章　保健功效小偏方

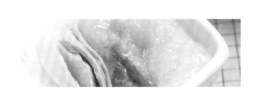

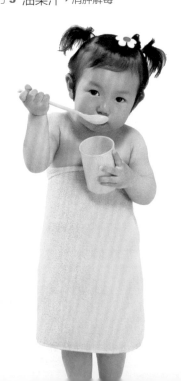

第2章 宝宝常见病症小偏方

目录

第3章 宝宝呼吸道疾病小偏方

第4章 宝宝消化道疾病小偏方

目录

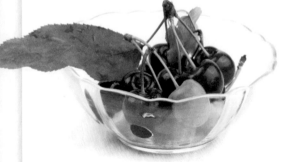

第6章 小儿急症小偏方

目录

绪论

偏方使用的原则

偏方是我国劳动人民智慧的结晶，它流传于民间，应用于临床，起到了一定的预防和治疗的功效。但人与人之间存在差异，药材的疗效也各不相同，比如，同样一味药，对于同病而证异的患者，疗效却不同。因此，在使用偏方治病时，应注意以下几点。

因人而异

个人体质的差异性往往会造成对某些病因的易感，对于不同体质，即使同一致病因素，亦可出现不同的症状及病情变化。体质的差异可因性别、年龄、职业等不同而不同，在治病前，必先审知病人的禀赋体质，如果只以治病为事，不结合病人体质特点，往往会病未除而人已为药所累。当然，也不可过分强调体质的特异，而忽略了治病。

因地制宜

偏方的应用应随居住环境而有所变化。例如，江南偏潮湿，气候温暖，人们腠理较疏松，遇风邪感冒多为风热，宜用辛凉之剂，如桑叶、薄荷、菊花等；北方相对天寒地燥，人们皮肤腠理闭实，遇风邪多患风寒感冒，宜用辛温之剂发汗，如麻黄、羌活等。

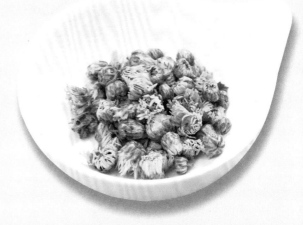

因时变化

气候的变化对人体有不可忽略的影响。当人不能很好地适应气候的变化时，就很容易患病，即便并非因气候的转变而得病，人体的调节本能也存在一定的缺陷，这也会影响到人体的抗病力。在使用偏方或药物时，要权衡环境与疾病的轻重，帮助人体适应自然变化，做到因时制宜。

适合小儿的几种中药

西药治疗疾病疗效快，但有一些疾病目前没有有效的西药治疗。对于小儿常出现的一些疾病，一些药草对小儿（6个月以上的孩子）常犯的小毛病，可以及时派上用场，有一定的疗效。

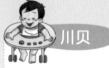

川贝

川贝可以起到润肺止咳、化痰平喘、清热去痰的作用，对于小儿咳嗽、黏痰有很好的效果，可以和梨一同搭配制作食用。

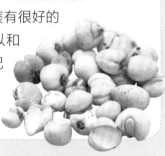

薄荷

薄荷味辛，性凉，归肺、肝经，能发散风热、清利咽喉、透疹解毒、止痒等，对小儿感冒发热、头痛、咽喉肿痛等症有很好的疗效。

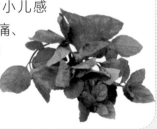

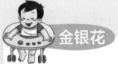

金银花

金银花味甘，性寒，归肺、心、胃经，有清热解毒的功效，且兼宣散作用，可与山楂、连翘等一起搭配使用，适合小儿发热时使用。

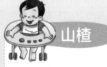

山楂

山楂富含维生素C、铁、钙等，有健脾胃、助消化、活血化瘀等多种功效。由于山楂酸甜可口，又可做成许多食品，很适合小儿食用，但是切勿食用过多，食用后一定要及时给宝宝漱口。

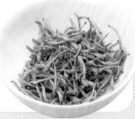

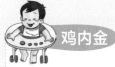

鸡内金

鸡内金即将鸡肫炮制后制成的一味中药，有较强的消食化积作用，可健运脾胃。如治疗小儿食积不化、腹胀腹痛，可与麦芽、青皮等同用；治小儿脾虚疳积，可与白术、山药、使君子等同用；也可将鸡肫焙干，擀成面，和在饭里让孩子吃下。

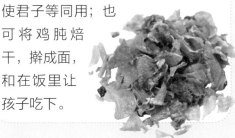

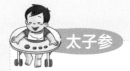

太子参

太子参也叫孩儿参、童参等，含有糖类、氨基酸、棕榈酸、亚油酸、磷脂以及矿物质等，能起到增强机体免疫力、补气益血、生津、补脾胃的作用。由于太子参药性十分平稳，很适合婴幼儿适量食用。它可以与其他药物配伍，也可以单独煎水温服，根据病情适量加减。

木瓜

木瓜中含有丰富的木瓜酶、蛋白酶、维生素、蛋白质、钙、磷等物质，能够促进人体新陈代谢、健脾消食，所含有的番木瓜碱和木瓜蛋白酶还有很好的杀虫作用，如绦虫、蛔虫等。

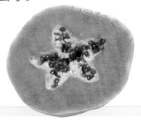

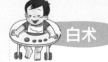

白术

《本草纲目》说白术"止汗消痞，补胃和中，利腰脐间血，通水道……"，白术对脾虚湿阻引起的食欲下降、大便稀溏等胃肠道不适有很好的缓解和辅助治疗效果。与绵白糖一起做成糊，对小儿流涎、长期泄泻有很好的效果。

乌梅

乌梅有敛肺涩肠、生津、安蛔的功效。可用于虚热烦渴、腹泻、呕哕、蛔虫病的宝宝食用。对宝宝消化不良、食欲不振、便秘也有较好的效果。可做成乌梅汤给宝宝食用，能起到很好的开胃消食效果。

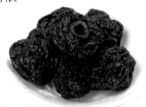

绿豆

绿豆适合热性体质的人食用，对感冒发烧、暑热烦渴、头痛目赤、口舌生疮、风疹丹毒等，都有很好的治疗效果。夏季常给小儿食用，如熬粥、煲汤等，能预防小儿上火、中暑、起疹起痱等。

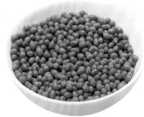

茯苓

茯苓含多糖、茯苓酸、麦角固醇、卵磷脂、氨基酸、钾等，是中药八珍之一，可以增强人体免疫力、健脾胃、保护肝脏健康、利尿镇静、抑菌。对宝宝食欲差、腹泻、脾胃虚弱等都能起到改善效果。宝宝秋季腹泻时，将茯苓研成末，和蜂蜜搭配冲泡，效果很不错。

赤小豆

李时珍称赤小豆为"心之谷"，性平，味甘、酸，有健脾益胃、利尿消肿、通气除烦等作用，宜与其他谷类食物混合使用。小儿尿急、尿痛、腮腺炎时，就可以用红小豆来辅助治疗，疗效显著。

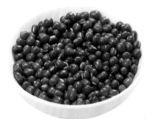

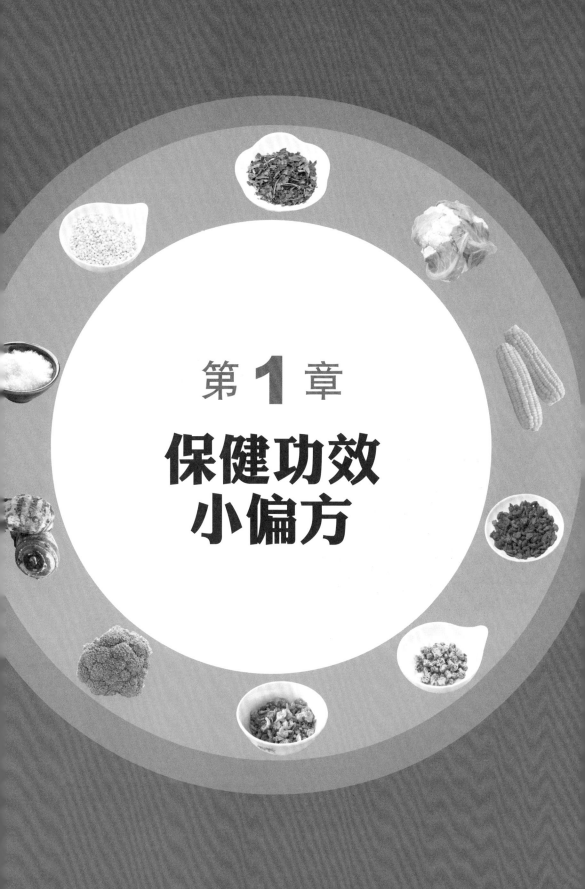

第 **1** 章

保健功效
小偏方

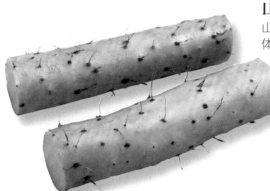

山药
山药富含膳食纤维，能够帮助机
体消化，滋养脾胃、滋阴补虚

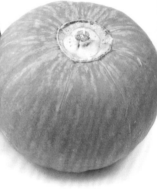

南瓜
南瓜性温和，非常适合宝宝
食用，而且富含胡萝卜素、
维生素C、膳食纤维等，对
视力、消化都很有好处

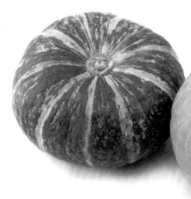

黑芝麻
宝宝经常适量吃些黑芝麻，能够
促进头发生长、增强免疫力、补
脑益智

小米
小米入脾、胃、肾经，得天地之气
最全，土气最厚，最养脾胃

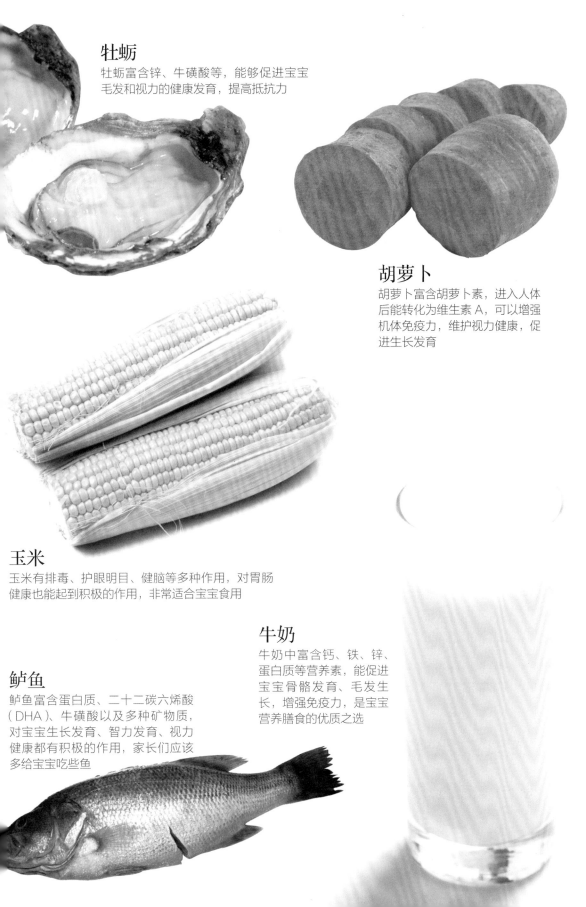

牡蛎

牡蛎富含锌、牛磺酸等，能够促进宝宝毛发和视力的健康发育，提高抵抗力

胡萝卜

胡萝卜富含胡萝卜素，进入人体后能转化为维生素A，可以增强机体免疫力，维护视力健康，促进生长发育

玉米

玉米有排毒、护眼明目、健脑等多种作用，对胃肠健康也能起到积极的作用，非常适合宝宝食用

牛奶

牛奶中富含钙、铁、锌、蛋白质等营养素，能促进宝宝骨骼发育、毛发生长，增强免疫力，是宝宝营养膳食的优质之选

鲈鱼

鲈鱼富含蛋白质、二十二碳六烯酸（DHA）、牛磺酸以及多种矿物质，对宝宝生长发育、智力发育、视力健康都有积极的作用，家长们应该多给宝宝吃些鱼

健脾胃

Q 宝宝爱放屁和经常拉肚子，是不是因为脾胃不好呢？

A 放屁多，放屁有气味，大便次数多，大便质地不好，比如鸡蛋花样便、便水、水便分离、便秘，都是脾胃虚弱的表现。另外，宝宝消瘦，脸色发青、发黄，厌食，也是脾胃虚弱的表现。脾虚有热，宝宝容易嘴唇干裂；脾胃虚寒，生湿化热易出现湿疹。

偏方 1

小米又叫粟米，有健脾胃的作用，适用于脾胃虚热、反胃呕吐、腹泻及病后体虚的宝宝食用。山药中含有淀粉酶、多酚氧化酶等物质，有利于脾胃消化吸收，是平补脾胃的药食两用佳品。

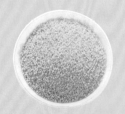

使用指南

佐餐食用或单独食用。

同材不同样

也可用薏米代替小米跟山药一起煮食。

小米山药粥
健脾利胃

来源
民间验方

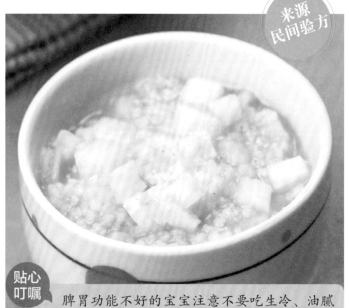

贴心叮嘱

脾胃功能不好的宝宝注意不要吃生冷、油腻的食物，而小米粥、白米粥或者将炒薏米磨成米糊，都是不错的，易消化且养脾胃。但是要注意宝宝的饮食量，不要吃得过饱。

材料： 山药、小米各 100 克。

制作： 1. 山药削皮，洗净，切丁；小米洗净。

2. 山药片和小米加适量水，旺火煮开后文火熬成粥即可。

偏方 2

中医认为，高粱味甘、涩，性温，能益脾温中，涩肠止泻，对小儿肠胃虚弱、消化不良、少食腹泻或大便稀溏等有很好的疗效。而且，炒熟调成糊状给宝宝食用，更适合脾胃虚弱的宝宝，易吸收，不会增加宝宝的肠胃负担。

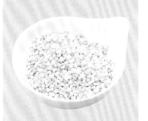

使用指南

调糊食用，每日3~4次，每次3克。

同材不同样

也可以用玉米替代高粱米做成炒面。

高粱炒面
健脾固肠胃

来源
民间验方

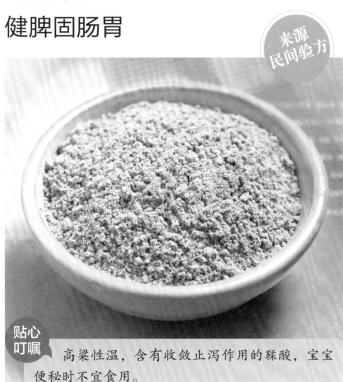

贴心叮嘱 高粱性温，含有收敛止泻作用的鞣酸，宝宝便秘时不宜食用。

材料： 高粱面、白糖各适量。

制作： 1. 将高粱面在文火上炒熟。

2. 炒熟后加入适量白糖即成炒面。

疗效揭秘

吃了几次炒面糊，宝宝不再拉肚子了

宝宝1岁多，从能吃流食开始大便就不是很好，经常会有水便分离或者泻肚子的现象，医生检查说不是大毛病，就是宝宝脾胃比较虚弱，建议平时要多吃健脾胃的食物，后来得到这个高粱炒面的小偏方，就给宝宝做着吃，吃了三四天大便就好转了，因为高粱本身就是健脾胃的食材，就一直给宝宝吃着，而且宝宝也很喜欢，现在身体养得棒棒的。

来源
民间验方

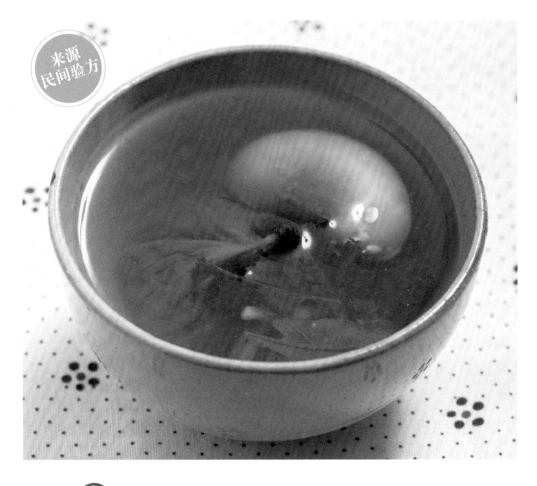

偏方 **3** 热滞汤
用于脾胃虚弱

本方能够起到补益脾胃、调养阴血的功效。常用于脾胃虚弱的宝宝，对阴虚血少及失血的宝宝也有不错的调理效果。

材料： 太子参5克，火炭母、布渣叶各10克，无花果2个，鸡肾（出水）2个。

制作： 将备好的材料一起炖熟食用。

 家／庭／医／生

妈妈可帮宝宝按摩脚底的"涌泉穴"，有助调理宝宝的脾胃功能。涌泉穴位于足前部凹陷处第2、3趾趾缝纹头端与足跟连线的前三分之一处。妈妈可用食指指端揉按该穴位，顺逆时针都可以，每次揉按2～3分钟。

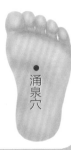
涌泉穴

健脑益智

Q 想让宝宝头脑聪明，是食补好还是智力训练更好？

A 4 岁时宝宝脑重量达到成人的 80%，到 7 岁时达到 90%。由此可见，0～7 岁是宝宝智力发展非常重要的阶段，除了必要的智力训练外，给宝宝提供充分的健脑益智的营养物质尤为重要。常说"不要输在起跑线上"，其实很多妈妈从备孕时候就已经有意识地多吃有助于宝宝健脑的食物，在宝宝可以吃主食后让宝宝多吃些补脑的食物能更促进宝宝大脑的发育。

偏方 1

核桃含大量不饱和脂肪酸，是良好的健脑食品。另外，核桃中所含的微量元素锌和锰是脑垂体的重要成分，常食核桃有益于补充大脑营养，有健脑益智的作用。

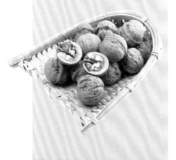

核桃泥

补充大脑营养

来源
民间验方

使用指南
佐餐食用，每次 2 匙，开水冲服。

材料： 核桃 500 克，冰糖适量。
制作： 核桃去壳取仁，加适量冰糖一起捣碎成泥，密封贮藏。

偏方2

鱼菜米糊

提高智力

DHA 被称为"脑黄金"，在大脑皮层中含量高达20%，对智力发育至关重要。金枪鱼中DHA的含量是鱼中之冠，被誉为"DHA鱼"，有助于宝宝增强记忆力。鱼类中含有的卵磷脂是人脑中神经介质乙酰胆碱的重要来源，可增强宝宝的思维能力和分析能力，鱼类中还含有丰富的蛋白质和锌，也是大脑发育不可缺乏的营养物质。

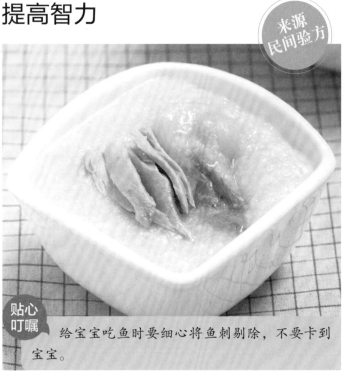

来源
民间验方

贴心叮嘱 给宝宝吃鱼时要细心将鱼刺剔除，不要卡到宝宝。

材料： 金枪鱼30克，油菜20克，米粉15克。

制作： 1. 金枪鱼洗净取肉；油菜择洗干净；米粉用清水浸软后搅成糊。

2. 锅置火上，放入米粉糊大火煮沸约8分钟，加入鱼泥和油菜煮至鱼肉熟透即可。

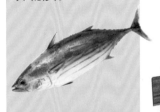

使用指南
佐餐食用，每周3次。

同材不同样
也可以用50克金枪鱼碾碎，开水煮成鱼肉泥直接食用。

疗效揭秘

爱吃鱼的宝宝更聪明伶俐

在幼儿园小班的小伙伴中，我家宝宝认字能力很强，念儿歌、聊天这样的语言表达很流畅。除了从出生开始有意识地培养外，爱吃鱼是让宝宝聪明的最佳良方，家里也常常选择各种海鱼做成鱼肉粥给宝宝吃，宝宝自己也常常说"爱吃鱼的宝宝最聪明"。

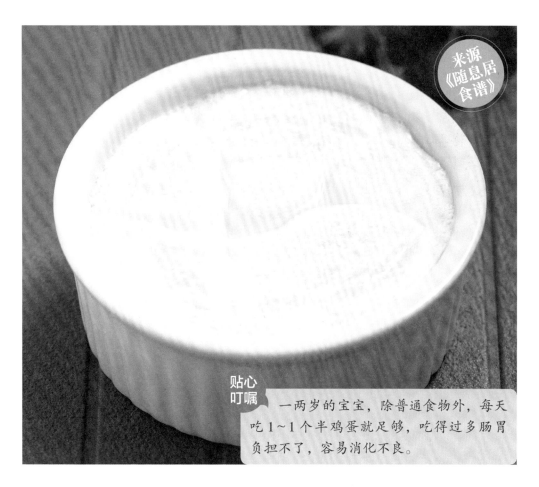

来源
《随息居
食谱》

贴心
叮嘱

一两岁的宝宝，除普通食物外，每天吃 1~1 个半鸡蛋就足够，吃得过多肠胃负担不了，容易消化不良。

偏方 **3** 蛋黄茶碗蒸
增强记忆

蛋黄含有卵磷脂、维生素和矿物质等，这些营养素有助于增进神经系统的功能，所以，蛋黄是较好的健脑益智食物。经常食用，可增强记忆力，补充大脑营养。

材料： 2 个鸡蛋。

制作： 取 2 个鸡蛋的蛋黄打散，加入适量清水，调稀入蒸笼中，用略小的中火蒸 3 分钟左右即可。

 家 庭 医 生

妈妈经常用梳子或者指腹在宝宝头皮上来回轻轻梳理，有助于宝宝健脑益智。梳子最好选用质地柔软、梳齿圆滑的木梳，早晚各梳理 1 次，每次 20~30 下。

使用指南

佐餐食用或主食，每日 1 次，经常食用。

明目护眼

Q 宝宝早上醒来总会有不少眼屎，是怎么回事呢？

A 宝宝在2~3个月大时，睫毛容易向内生长，摩擦到眼球，早上醒来有眼屎是正常的，等1岁左右睫毛自然向外长就会好转。另外，眼屎多也可能是结膜炎引起的，妈妈在怀孕期间上火容易造成宝宝在胎盘中上火，这就是所说的"胎火"。但孩子出生时眼睛上有一层灰白色物质可不是眼屎，是保护皮肤、防止散热的"胎脂"，可自行吸收，不要随便擦掉。

偏方 1

枸杞鱼片
明目

枸杞中富含类胡萝卜素，能被人体直接吸收，类胡萝卜素在视网膜上大量积累，可以防止紫外线对视网膜的损伤。而鱼肉中富含动物蛋白质，并且钙、铁、锌和磷含量较高，有消除眼睛肌肉紧张的功效。

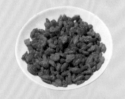

使用指南
单独食用，每周2~3次，每次鱼肉不超过50克。

同材不同样
枸杞煮水或煲汤。

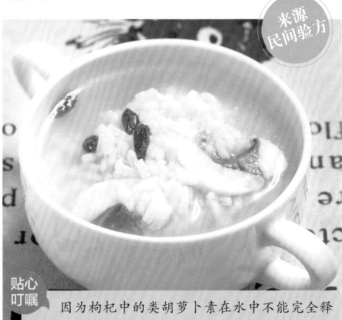

来源
民间验方

贴心叮嘱
因为枸杞中的类胡萝卜素在水中不能完全释放，加热后可释放，所以枸杞做粥食用的护眼功效更好。宝宝食用枸杞每天大概6颗即可。

材料：草鱼肉250克，10克枸杞，80克大米。

制作：1.草鱼肉剔刺切片，枸杞洗净用清水泡15分钟，大米淘洗干净。

2.将枸杞、鱼片、大米加水大火煮沸，然后用文火熬成粥即可。

偏方 2

菊花，性微寒，味甘、苦，归肺、肝经。菊花里含有丰富的类胡萝卜素，是维护眼睛健康的重要物质，尤其是对肝火旺引起的眼睛干涩效果最好，菊花能让双眼更明亮。

宝宝食用菊花要适量，每次菊花的用量以5克左右为宜，如果煮水饮用，不要过浓，多冲泡几遍后清淡宜饮。

使用指南

单独食用，每日1次，每次1小碗即可，坚持5天。

同材不同样

可直接用菊花煮水喝。

柚子菊花粥
缓解眼睛干涩

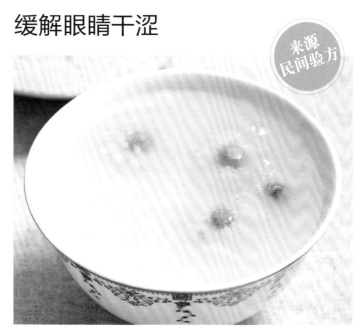

来源
民间验方

材料： 干菊花4朵，柚子肉1瓣，大米80克。

制作： 1. 干菊花洗去浮土用清水泡开，柚子肉撕成丝，米淘洗干净。

2. 将泡好的菊花和大米加水大火煮沸，转小火煮八成熟后放入柚子肉，继续煮5分钟即可。

疗效揭秘

宝宝每天吃点菊花粥，
眼睛干涩好转很多

有段时间观察宝宝，发现他经常眨眼，总是用小手揉眼睛，检查没有发现什么大问题，就是眼睛干涩，后来就买了眼药水，但是宝宝很抵触滴眼药水，于是，就从吃饭下手了。给宝宝做了柚子菊花粥，或者偶尔用菊花给宝宝泡点水喝，差不多1周宝宝就不怎么揉眼睛了。现在，我仍然会时不时地给宝宝做菊花粥。

偏方 3

桑叶敷眼
去风明目

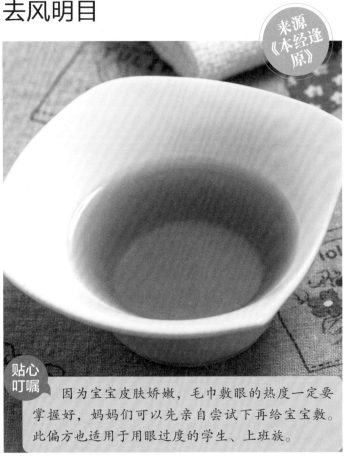

《本经逢原》中记载："桑叶清肺胃，去风明目。取经霜者煎汤，洗风眼下泪。"用桑叶敷眼可以达到物理和植物药用的双重功效，湿润眼睑、结膜、角膜，缓解眼睛干燥不适，消除眼部疲劳。

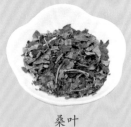

桑叶

使用指南
一般每日多次。

同材不同样
也可以用煎桑叶水放温后直接洗眼睛。

来源
《本经逢原》

贴心叮嘱
因为宝宝皮肤娇嫩，毛巾敷眼的热度一定要掌握好，妈妈们可以先亲自尝试下再给宝宝敷。此偏方也适用于用眼过度的学生、上班族。

材料： 经霜桑叶 15～20 克。
制作： 霜桑叶洗净，用水煎 15～20 分钟后去渣，放凉后用干毛巾浸药液敷眼。

 家 庭 医 生

妈妈双手手掌快速摩擦至发烫，然后迅速覆盖在宝宝双眼上，宝宝能感觉到一股暖流通过眼睛，每天不定时的反复做几次，可通经活络，改善孩子的眼部血液循环，明目护眼。

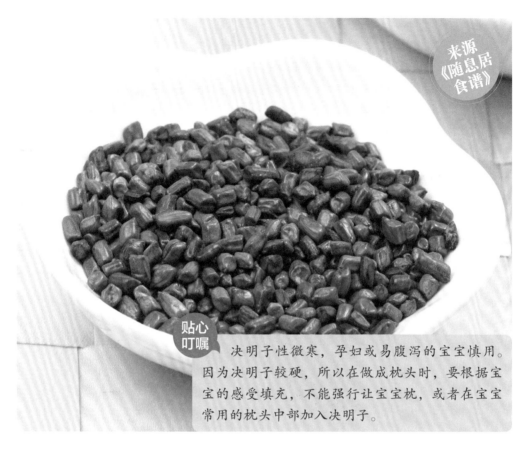

来源
《随息居
食谱》

贴心
叮嘱

决明子性微寒，孕妇或易腹泻的宝宝慎用。因为决明子较硬，所以在做成枕头时，要根据宝宝的感受填充，不能强行让宝宝枕，或者在宝宝常用的枕头中部加入决明子。

偏方 **4** 决明子枕头
明目凝神

决明子具有明目凝神、清凉解火的功效，有助于睡眠，促进血液循环。另外，决明子还有降"三高"作用。

材料： 生决明子。

制作： 1. 将生决明子洗净、晾干。

2. 根据宝宝平时枕头的高度，填装成枕芯即可。

使用指南

睡眠时枕用。

 家 庭 医 生

1. 宝宝处于视力发育的关键时期，要尽量为孩子提供一个形状多样、色彩丰富的视觉环境，通过外界适当的光线、色彩、图形的刺激，促进视力发育得更完善。

2. 晚间宝宝卧室的灯光选择要既明亮又温暖，最好是无频闪的照明，有利于保护宝宝的视力。

强壮骨骼

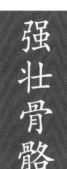

Q 我家宝宝四岁了，个子有点矮，有点瘦，有些比他小的小孩都比他高，吃什么可以强健骨骼呀？

A 在医学界"钙、维生素D、维生素K"俗称为"骨骼健康三剑客"。所以，要想骨骼强壮就要让这三者互相配合发挥作用。补充足量钙的同时，加上维生素D可以促进钙质吸收，摄取充足的维生素K则能有效将钙质锁在骨基质中，这样既可增加骨骼密度，又可强化骨骼健康。

偏方 1

海米的营养丰富，富含钙、磷、锌等多种对人体有益的微量元素，是人体获得钙、磷、锌较好的来源，对提高食欲和增强体质都有很好的效果。

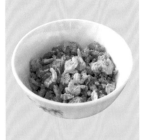

使用指南
佐餐食用，经常食用，每周2~3次海米即可。

同材不同样
可以直接用海米做海米粥。

海米冬瓜
清热祛湿，壮骨

来源 民间验方

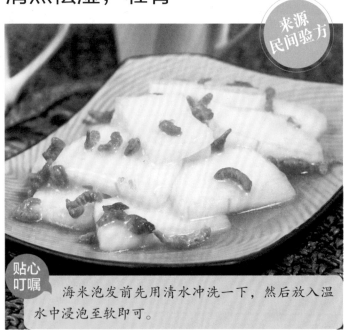

贴心叮嘱 海米泡发前先用清水冲洗一下，然后放入温水中浸泡至软即可。

材料： 冬瓜150克，海米15克，盐、葱末、姜末、水淀粉各适量。

制作： 1. 将冬瓜去皮，去瓤，洗净，切成片；将海米用温水泡发。

2. 锅内倒少许油烧热，炒香葱末、姜末，加适量水、海米和冬瓜片大火烧开，转小火焖烧至冬瓜熟透，用水淀粉勾薄芡即可。

偏方 2

西蓝花所含营养在蔬菜中首屈一指，它富含维生素、矿物质，纯鲜奶中的乳钙是人体最易吸收的钙，它的生物利用率是所有钙源中最高的，将西蓝花与牛奶搭配在一起，补钙效果更是不可小视。

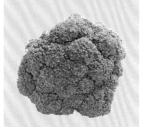

使用指南
佐餐或单独食用，每周3次，可根据宝宝喜好，每次合理进食。

同材不同样
每天睡前单独喝1杯牛奶，既可以补钙又能安眠。

奶汁西蓝花
促进骨骼生长

来源 民间验方

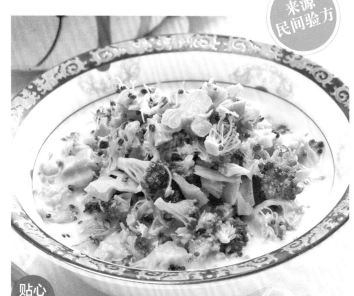

贴心叮嘱 吃西蓝花时要让宝宝细嚼慢咽，这样更有利于营养的吸收。

材料： 西蓝花50克，纯鲜奶150毫升。

制作： 1.西蓝花择洗干净，掰成小朵，放入沸水中焯1分钟，捞出，沥干水分。

2.汤锅内加入牛奶和适量清水烧沸，放入西蓝花搅拌均匀即可。

疗效揭秘

宝宝常食奶汁西蓝花，长得高跑得快

宝宝从小经常吃我给他做的奶汁西蓝花，现在6岁，是同龄小朋友中个头最高身体最壮实的一个，喜欢跑步、踢球，运动细胞相当活跃，我觉得不是遗传因素的问题，是因为我家宝宝从小不挑食，补钙的基础好，所以骨骼强壮。

偏方 3

茄子泥
有益骨骼和牙齿发育

来源
民间验方

茄子富含维生素以及钙、磷、铁等多种营养成分，特别是茄子皮中含较多的维生素P，这是其他蔬菜所不能比的。

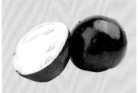

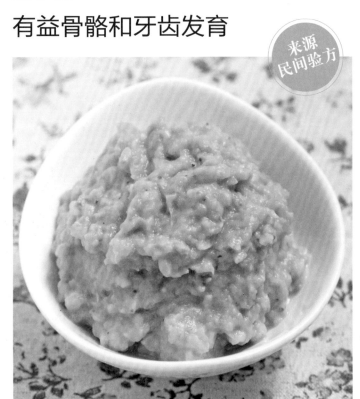

贴心叮嘱

茄子含有诱发过敏的成分，过敏体质的宝宝要注意。芝麻酱富含铁，患有缺铁性贫血的宝宝应常吃些芝麻酱。

材料： 嫩茄子半个，芝麻酱、盐、香油、蒜末各适量。
制作： 1. 将茄子洗净，切成1厘米宽的细条。
2. 把茄子条放入沸水锅中蒸10分钟，直到软烂。
3. 将蒸烂的茄子用过滤网挤成茄泥，放入少许芝麻酱、香油、盐和蒜末拌匀即可。

 家 庭 医 生

常晒太阳能补钙。适当地晒太阳，紫外线可以使皮下组织产生维生素D，维生素D有助于钙的吸收。妈妈们每天可以选择在上午10点以前、下午4点以后带着宝宝晒半小时到1小时太阳（注意做好防晒措施）。

使用指南

脾胃虚寒、哮喘者不宜多吃，可搭配主食适量食用，每周3次即可。

❓宝宝免疫力低下有什么表现呢?

🅰每次生病都要很长时间才能恢复,而且经常反复感染,这是宝宝免疫力低下最明显的表现,另外还有体质虚弱、营养不良、精神萎靡、疲乏无力、食欲降低、睡眠障碍等表现。平时除了在饮食上注意多给宝宝吃有助于增强免疫力的食物外,还要注意宝宝睡眠,多带宝宝到户外运动,加强锻炼,有利于宝宝增强体质。

增强免疫力

偏方 1

玉米富含钙、镁、锌、硒、维生素E、维生素A、卵磷脂和18种氨基酸等30多种营养素,能提高人体免疫力,增强脑细胞活力。

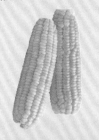

使用指南

佐餐或单独食用,每日1次,每次1小碗即可,经常食用。

同材不同样

也可以直接食用煮熟的玉米。

玉米糊

活跃脑细胞,提高免疫力

来源 民间验方

贴心 叮嘱
玉米富含钙、镁、锌、硒、维生素E、维生素A、卵磷脂和多种氨基酸等营养素,能提高人体免疫力,增强脑细胞活力。

材料: 新鲜玉米半根。

制作: 1.用刀将玉米粒削下来,加入少量清水,用榨汁机搅拌成浆。

2.用干净纱布将玉米汁过滤,煮沸,至呈黏糊状即可。

偏方 **2**

菜花米糊
抗流感

此方对流感有很好的抵抗疗效，可以适当给宝宝饮用，还能帮助宝宝健胃、暖体、助消化。

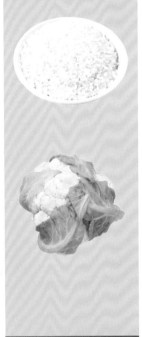

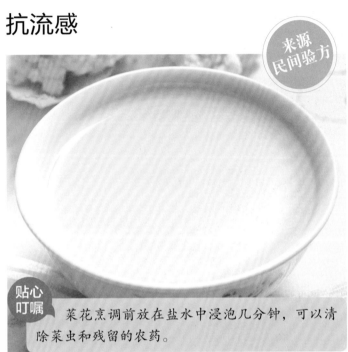

来源
民间验方

贴心叮嘱　菜花烹调前放在盐水中浸泡几分钟，可以清除菜虫和残留的农药。

材料： 大米 20 克，菜花 30 克。

制作： 1. 将大米洗净，浸泡 20 分钟，放入搅拌器中磨碎。

2. 将菜花放入沸水中烫一下，去掉茎部，将花冠部分用刀切碎。

3. 将磨碎的米和适量水倒入锅中，大火煮开，放入菜花，转成小火煮开。

4. 用过滤网过滤，取汤糊即可。

使用指南

佐餐或单独食用，每日 1 次，每次 1 小碗，坚持 5 天。

同材不同样

也可把大米换成捣碎的红薯，和菜花煮成糊，加点葡萄干。

疗效揭秘

宝宝常吃菜花米糊，不爱感冒了

以前，宝宝身体免疫力低，天气稍微有点异常变动就容易流鼻涕、咳嗽。后来，从宝宝能吃流食开始就常给宝宝做菜花糊吃，有谷物、有蔬菜，既均衡营养，又提高免疫力，也不用担心经常吃药对宝宝身体不好。现在，我家宝宝很少感冒了。

偏方 **3** 茯苓山药排骨汤
调节免疫力

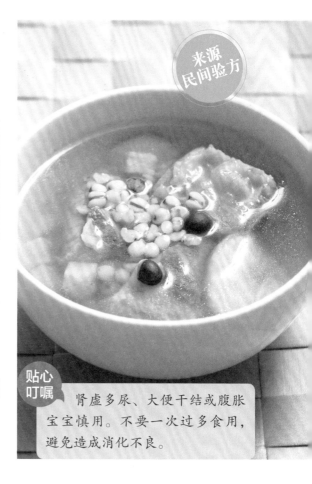

来源
民间验方

茯苓中所含茯苓酸具有增强免疫力的功效，并且富含蛋白质、维生素、胆碱、淀粉酶等人体所需营养成分。中医认为，山药"除寒热邪气，补中益气力"。

材料： 茯苓、山药、芡实和薏苡仁各100克，小排骨数块。

制作： 1. 将茯苓、山药、芡实和薏苡仁洗净后，加适量水煎煮半小时。

2. 再加入小排骨一起煎煮至将熟，然后加入适量盐即可。

使用指南

佐餐或单独食用，每周2~3次，每次根据宝宝喜好合理进食。

贴心
叮嘱

肾虚多尿、大便干结或腹胀宝宝慎用。不要一次过多食用，避免造成消化不良。

 ## 家 庭 医 生

妈妈每天坚持为宝宝进行保健按摩，可以有助于提高宝宝自身免疫力和抵抗力、增强孩子体质、减少生病。适合每个1岁以上的宝宝。

按摩手法：擦鼻柱、揉迎香、揉涌泉、按足三里。

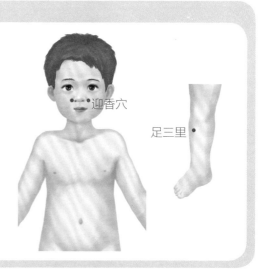

迎香穴

足三里

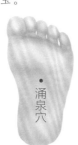

涌泉穴

养发护发

Q 宝宝出生时头发稀少、发黄，奶奶说全部剃掉长新头发就好了，是这样么？

A 有地方习俗说，宝宝满月时头发、眉毛都剃掉就会长得又浓又密，其实这个说法是不科学的。头发的生长先从额头颅顶开始，不同位置的头发生长速度也不一致，所以，新生宝宝常给人一种头发稀少的感觉。宝宝2~3个月时候，处于头发生长迟缓阶段，不用着急，半年后头发就会加快生长速度。

偏方 1

桑白皮柏叶汤
乌黑润发

《本草纲目》中记载，桑白皮可治发质干枯、无光泽，柏叶也有乌发的作用，二者结合，就起到了很好的乌黑润发的功效。

贴心叮嘱 桑白皮柏叶汤的乌黑润发功效，是用于洗发，无内服。桑白皮和柏叶作为中医药材，不要擅自给宝宝服用，如需要用请遵医嘱。

使用指南
用煮过的水放置温度适宜后洗发，可经常使用。

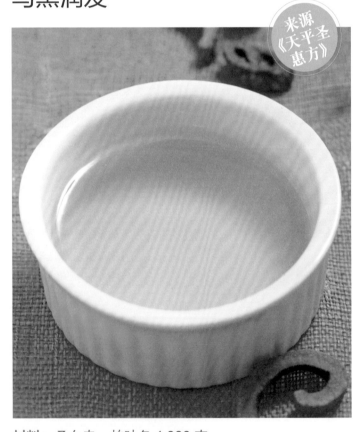

来源《天平圣惠方》

材料：桑白皮、柏叶各1000克。

制作：1. 桑白皮和柏叶洗净，捣碎。

2. 多加水浸泡，大火反复煮沸五六次，去渣，留水。

偏方 2

黑芝麻小米粥
乌发

黑芝麻营养丰富，有助于加速人体的代谢功能，对宝宝的生长发育非常有好处，是滋润五脏、乌发佳品。

来源
民间验方

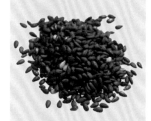

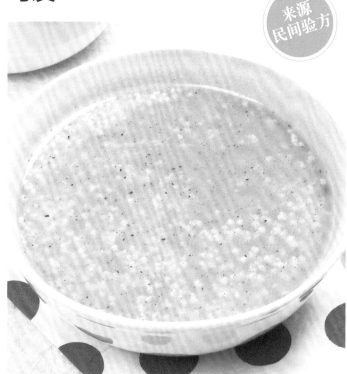

贴心叮嘱　黑芝麻质地较硬颗粒小，给宝宝食用前妈妈们最好先尝试下是否煮软，不要卡到宝宝，或者碾碎煮粥也行。

使用指南
主食，每天 1 次。
同材不同样
也可做黑芝麻大米粥。

材料： 小米 50 克，黑芝麻 10 克，白糖 5 克。

制作：
1. 小米洗净；黑芝麻洗净，晾干，研成粉。
2. 锅置火上，加入适量清水，放入小米，大火烧沸，转小火熬煮。
3. 小米熟烂后，加白糖调味，慢慢放入芝麻粉，搅拌均匀即可。

疗效揭秘

常吃黑芝麻粥，宝宝头发乌黑油亮

宝宝出生发质不是很好，自从宝宝可以吃流食后就经常给他做黑芝麻粥，连用 1 个月发质明显好转，以前干燥发黄的头发变得有光泽了。

偏方 3

经常使用柚子核汁护法，可以有效改善枯黄发质，加快毛发生长，减少头发分叉。

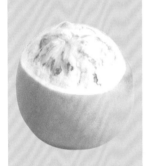

使用指南

每日 2~3 次。

同材不同样

可加入生姜一起涂抹。

柚子核护发

减少头发分叉

来源
民间验方

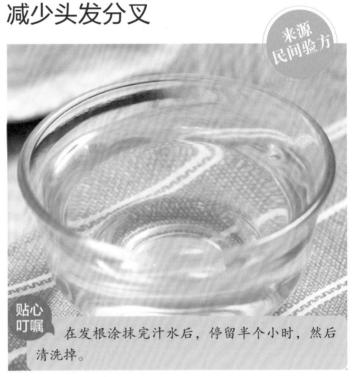

贴心叮嘱 在发根涂抹完汁水后，停留半个小时，然后清洗掉。

材料： 柚子核 25 克。

制作： 将柚子核用开水浸泡，沥干后挤出汁，把柚子核汁涂在发根位置。

 家庭医生

中医认为"肾藏精，其华在发""肝藏血，发为血之余"，因此可借由敲打肝经及肾经，疏通经络，让气血顺畅运行，也有益于养发护发。护发三穴位：涌泉穴、太阳穴、百会穴。

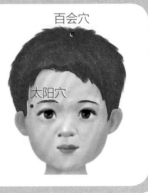

百会穴

太阳穴

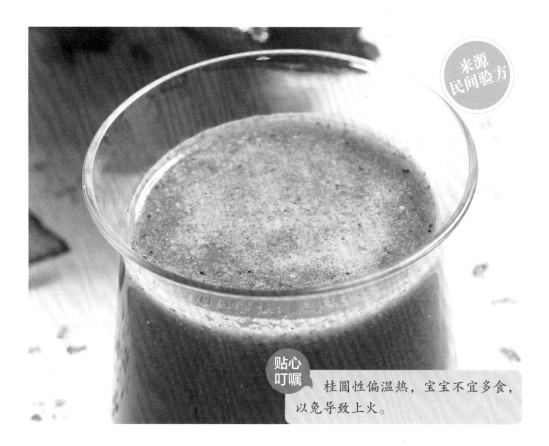

来源
民间验方

 贴心
叮嘱

桂圆性偏温热，宝宝不宜多食，以免导致上火。

偏方 4 桂圆胡萝卜汁
润泽毛发

桂圆富含铁、维生素C，能促进毛发生长；胡萝卜可养神益气；黑芝麻可补肾养精，乌发秀发。

材料： 鲜桂圆150克，胡萝卜100克，熟黑芝麻50克，蜂蜜适量。

制作： 1. 桂圆去皮和核，切碎；胡萝卜洗净，去皮，切丁。

2. 将食材同熟黑芝麻一起放入果汁机中，加水打汁，用蜂蜜调匀即可。

家庭医生

虽然宝宝头发的色泽、曲直等受爸爸妈妈的遗传影响，但是，妈妈在怀孕期间营养摄取的充足与否，也同样会对宝宝的头发造成影响。准妈妈们在孕期适量吃些黑芝麻、核桃等钙质丰富的食物有助于宝宝长出优质的头发。孕妇吃核桃不宜过多，记得要适量。

使用指南

经常饮用，每天1小杯。

排毒

Q 防止宝宝便秘、体内毒素增多，哪些食物要少给宝宝吃呢？哪些食物能通便？

A 不要让宝宝经常吃膨化食品。膨化食品含有很多热量、盐、调味品，会影响宝宝正常的味觉和营养，导致宝宝营养不良或肥胖。也不要给宝宝喝碳酸饮料，宝宝常喝这些饮料，牙齿、骨骼的生长发育都会受到很大影响。

偏方 **1**

芋头性平，味甘、辛，能散结化痰、益脾胃；红薯富含膳食纤维，能够起到通便的效果。两者搭配能够起到通便排毒的功效，适合宝宝食用。

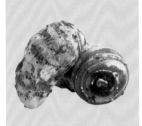

使用指南
饮汤食料，每日1次。

同材不同样
也可以取芋头50克，玉米粒50克，一同做成芋头玉米泥。

芋头红薯甜汤
通便排毒

来源
民间验方

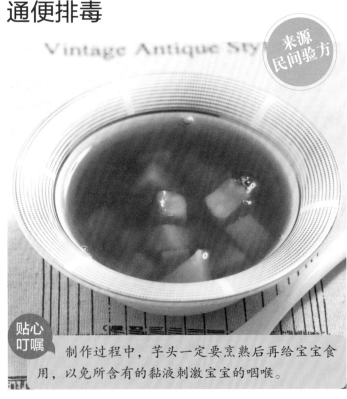

贴心叮嘱 制作过程中，芋头一定要烹熟后再给宝宝食用，以免所含有的黏液刺激宝宝的咽喉。

材料： 芋头、红薯各100克，红糖适量。

制作： 1.芋头、红薯均洗净，切块。

2.锅置火上，加适量清水，放入红薯块、芋头块，先用大火煮2分钟，再改用小火煮至软烂，最后加红糖搅拌均匀即可。

偏方 2

银耳菊花粥
排毒润肠

此粥能够起到排毒润肠、疏风清热、平肝明目、解毒消肿的作用。

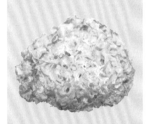

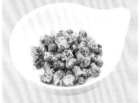

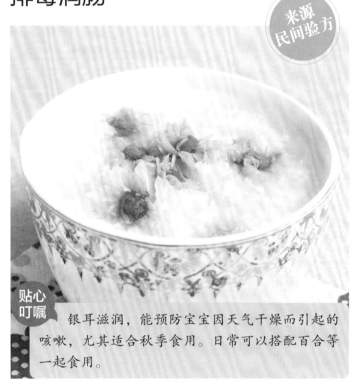

来源
民间验方

贴心叮嘱

银耳滋润，能预防宝宝因天气干燥而引起的咳嗽，尤其适合秋季食用。日常可以搭配百合等一起食用。

材料： 糯米 100 克，银耳、菊花、蜂蜜各 10 克。

制作： 1. 银耳泡发后洗净，撕成小朵；菊花用水泡净；糯米洗净，浸泡 4 小时。

2. 取瓦煲，加适量清水，用中火烧沸，下糯米，小火煲至糯米八成熟，放入银耳和菊花，小火煲 15 分钟，稍凉，调入蜂蜜。

使用指南

每日 1 次，佐餐或单独食用。

同材不同样

也可以用菊花 10 克，小米 80 克，绿豆 50 克，白糖 10 克一起煮粥食用。

 家 庭 医 生

体内的毒素、垃圾通常会在晚上 11 点之后进行清理，因此要保证宝宝有一个良好的睡眠。晚餐可以给宝宝选择一些小米粥，适当吃些葵花子碎、核桃碎等，睡前让宝宝喝 1 小杯牛奶。

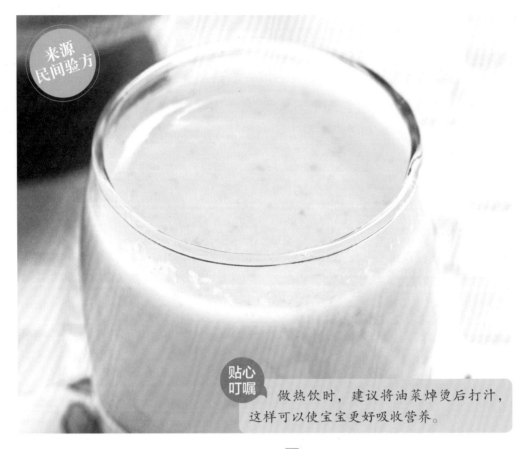

来源
民间验方

贴心
叮嘱

做热饮时，建议将油菜焯烫后打汁，这样可以使宝宝更好吸收营养。

偏方 3 油菜汁
消肿解毒

油菜含有钙、磷、钾、胡萝卜素等营养素，可以帮助增强肝脏的排毒功能，起到解毒消肿的作用，对体内的致癌物还有吸附和排斥作用。

材料： 油菜 150 克，牛奶 150 毫升，蜂蜜适量。

制作： 将洗好的油菜切段，与牛奶一同打成汁，然后用适量蜂蜜调匀。

家 庭 医 生

给宝宝勤洗澡，夏天要适当增加次数。这样能够促进宝宝血液循环，排出体内毒素。需要注意的是，洗澡水的温度要适宜，可以用肘部试水温，以不烫为好，每次洗澡的时间不要超过 10 分钟。

使用指南
经常饮用。

同材不同样
还可以用油菜和木瓜按 1:2 的比例，加入适量蜂蜜一起榨汁。

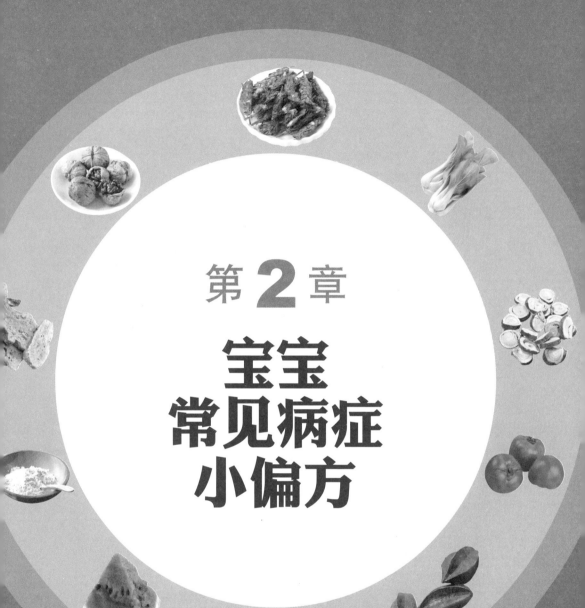

第 **2** 章

宝宝
常见病症
小偏方

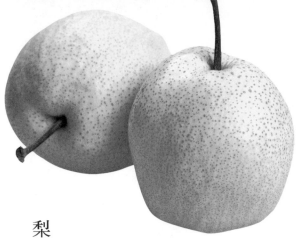

梨

梨有养肺的功效，宝宝经常吃些梨能够保护肺部健康，改善宝宝呼吸功能，对感冒咳嗽、发烧都有很好的缓解和治疗作用

绿豆

绿豆是非常适合夏季食用的食材之一，甘凉可口，对宝宝一些常见症状，如发热、上火、腮腺炎等非常有效

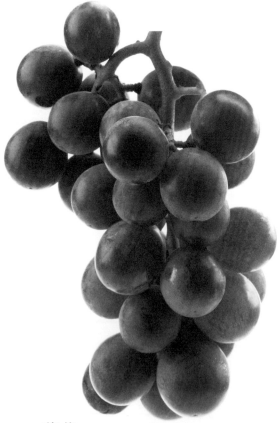

葡萄

葡萄性味甘平，有强筋骨、生津液、补益气血的作用，且口味酸甜，适合宝宝食用

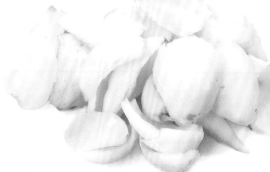

百合

百合味甘、微苦，性微寒，能润肺止咳、清心安神，搭配莲子、糯米等煮粥食用，对宝宝发烧、上火、夜啼、扁桃体炎都有不错的治疗作用

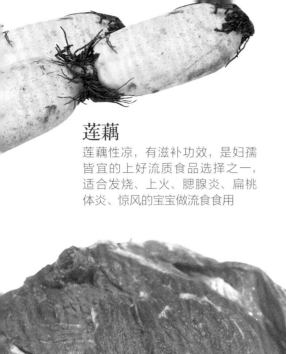

莲藕

莲藕性凉，有滋补功效，是妇孺皆宜的上好流质食品选择之一，适合发烧、上火、腮腺炎、扁桃体炎、惊风的宝宝做流食食用

西蓝花

富含维生素C，能够促进铁的吸收，防止宝宝出现贫血，更重要的是能够提高宝宝的免疫力，从而减少疾病的发生

牛肉

牛肉属于高蛋白、低脂肪的食物，且富含铁、钙、镁等营养素，经常食用能防止小儿贫血，对常见病的恢复有积极的作用

韭菜

韭菜有温中、行气、散瘀的功效，含有挥发性的硫化物，能促进食欲，且有很好的抑菌作用，还可以用来辅助治疗小儿盗汗、小儿遗尿症等

银耳

银耳煮粥食用，是治疗秋燥的上好选择，对预防因秋燥出现的鼻出血、上火以及小儿尿频、腮腺炎等疾病，有不错的疗效

发烧

Q 宝宝体温多少度算是发热了？

A 幼儿的肛温高于 37.8℃，腋温高于 37℃，即为发热。发热是小宝宝最常见的症状之一，感染、肿瘤、免疫性疾病都可引起发热，如呼吸、消化、神经和泌尿系统的感染等。宝宝发热时不必惊慌，发热本身并不可怕，它是人体抗病的正常反应，最重要的是要明确病因，只要对症治疗，宝宝自然会退热。

偏方 1

荷叶能清热解暑、升发清阳。荷叶大米粥，能解暑热、利湿邪、散瘀血。

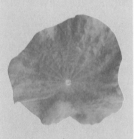

使用指南

佐餐或单独食用，温服，每日 1 次，每次 1 小碗，坚持 3~5 日。

荷叶粥
宝宝发烧退热良方

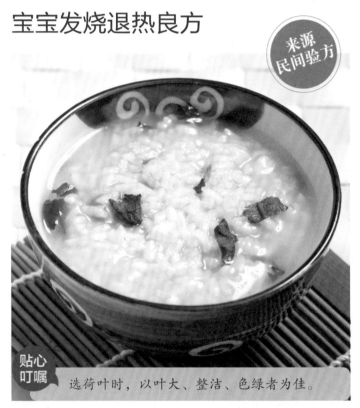

来源 民间验方

贴心叮嘱 选荷叶时，以叶大、整洁、色绿者为佳。

材料：新鲜荷叶 1 张，粳米 100 克，冰糖适量。

制作：1. 大米洗净，浸泡半小时；荷叶洗净，撕为两半。
2. 先将米加水煮粥，粥快熟时，把半张荷叶浸入粥内，另外半张覆盖在粥上，焖 15 分钟左右。
3. 揭去荷叶再煮沸片刻，加冰糖调味。

偏方 2

芦根有清热生津、和胃止呕、除烦的作用。新鲜芦根水液尤其丰富，生津作用最佳，与大米一起熬粥，既补胃之津液，又能生津止渴、除烦，故可用于治疗热病伤津、烦热口渴者。

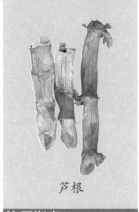

芦根

使用指南
佐餐或单独食用，温服，每日1次，2~3天即可。

同材不同样
也可以加入15克竹菇和2片生姜，生姜有助于促进血液循环，促使身上的毛孔张开，能把多余热量带走。

芦根粥
清热除烦，和胃止呕

来源 民间验方

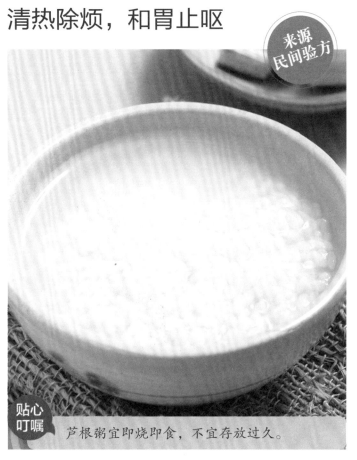

贴心叮嘱 芦根粥宜即烧即食，不宜存放过久。

材料：鲜芦根15克，粳米25克。

制作：1. 芦根洗净，放入锅中，加适量水煮，取汁待用。
2. 锅中加适量水，倒入洗净的粳米，熬粥至八成熟时，倒入药汁至熟即可。

疗效揭秘

宝宝喝了芦根粥，很快就退热了
宝宝2岁，特别不喜欢吃药，发热的时候就给他煮碗芦根粥，配点白糖，宝宝能吃得下去，这样不但补充了食物，而且退热很快。

偏方 3

温水擦拭全身是一种很好的降温方法，可使宝宝皮肤的血管扩张，将体热散出；另外水气由体表蒸发时，也会吸收体热，帮宝宝降温。

贴心叮嘱

水温不宜太低，以37℃左右最为适宜。

使用指南
每次擦拭的时间10分钟以上。

同材不同样
可以直接给宝宝泡温水浴，这样也能帮助散热。

温水擦拭全身
退热最简单

来源
民间验方

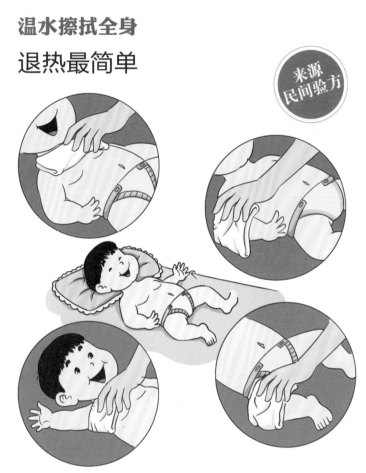

方法： 将宝宝衣物解开，用温水毛巾搓揉全身，重点擦拭颈部、腋下、肘部、腹股沟处等皮肤皱褶的地方。

 家 庭 医 生

　　避免用冷水或高浓度酒精给宝宝擦身，当孩子发热时，皮肤的血管扩张，体温与冷水的温差较大，高浓度酒精或冷水擦浴会引起小儿血管强烈收缩，导致小儿畏寒、皮肤脱水、浑身发抖等不适症状。应该给小儿使用35%～45%的酒精或温水进行擦浴，才能达到退烧的效果。

上火

Q 宝宝为何爱上火？如何判断呢？

A 宝宝生长发育迅速、新陈代谢快，而且宝宝肠胃处于发育阶段，消化功能尚未健全，如果食物摄入和搭配不合理，会造成胃肠道功能紊乱而"上火"。另外，高蛋白质食物、油煎炸零食、天气环境等外因也会导致上火。大便干、小便黄、口舌生疮、眼屎增多、有口气、睡不安稳等，都是宝宝上火的表现。

偏方 1

西瓜能清热解暑、除烦止渴、利小便。番茄有清热生津、养阴凉血的功效，对宝宝上火有较好治疗效果。

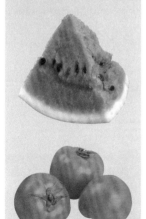

使用指南

将汁液喂给宝宝喝，每日 2~3 次，每次 1 小杯。

西瓜番茄汁

清热解暑，生津止渴

来源
民间验方

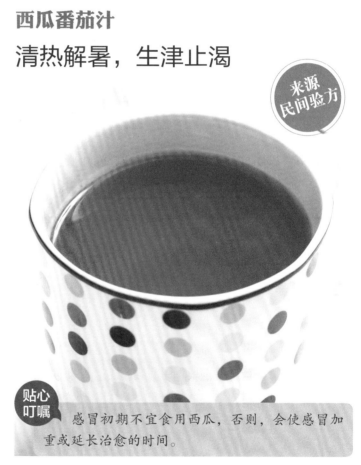

贴心叮嘱 感冒初期不宜食用西瓜，否则，会使感冒加重或延长治愈的时间。

材料： 西瓜瓤适量，番茄半个。

制作： 挑去西瓜瓤里的籽，番茄用沸水烫一下，撕皮，去籽；将滤网或纱布清洗干净，消毒；滤取西瓜和番茄中的汁液。

偏方 **2**

蝉蜕黄柏金银花
赶走口腔溃疡

蝉蜕疏散风热，黄柏清热燥湿，射干清热解毒，金银花有清热的功效，一起合用对口腔溃疡有很好的疗效。

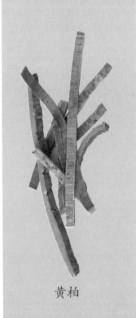

黄柏

使用指南

漱口，每日数次不限。泡脚，每日1次，坚持1周。

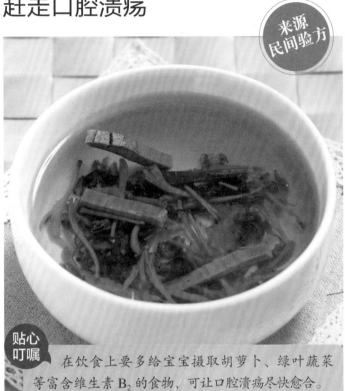

来源
民间验方

贴心叮嘱 在饮食上要多给宝宝摄取胡萝卜、绿叶蔬菜等富含维生素B$_2$的食物，可让口腔溃疡尽快愈合。

材料：蝉蜕、黄柏、射干各10克，金银花适量。
制作：1.蝉蜕、黄柏和射干加1 500毫升水，煮20分钟，放温后泡脚。
2.金银花泡水后，漱口。

疗效揭秘

泡脚加漱口，口腔溃疡好得很快

有段时间宝宝不爱吃饭，开始以为是挑食耍小性子，过了一天宝宝说嘴疼不能吃饭，查看后发现宝宝的嘴里长了绿豆粒大小的溃疡，家里人觉得没有必要去打针吃药，宝宝奶奶就给宝宝用了这个偏方，1周就好了，宝宝也不抵触。

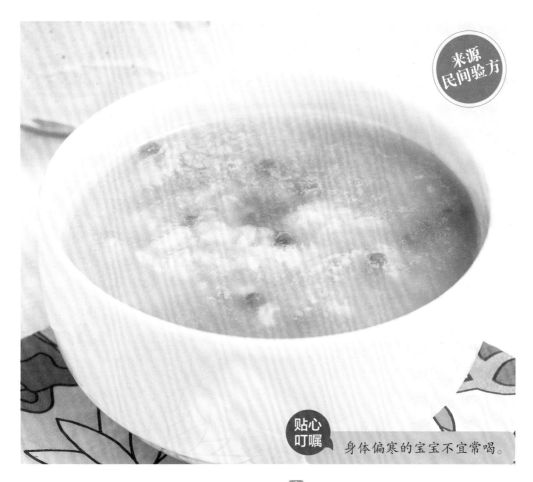

来源
民间验方

贴心
叮嘱 身体偏寒的宝宝不宜常喝。

偏方 3 蒲公英绿豆粥
清热解毒

蒲公英和绿豆都有清热解毒、消肿散结的作用，对宝宝上火、口腔溃疡都有很好的辅助治疗效果。

材料： 蒲公英 30 克，大米 50 克，绿豆 20 克，白糖 5 克。

制作： 蒲公英洗净，切碎，加水煮汁，与泡好的绿豆大米一同煮粥，最后调入白糖即可。

家庭医生

1. 培养宝宝经常喝水的好习惯，在补充宝宝体内所需水分的同时，也是在清理肠胃、排毒清火。

2. 为宝宝创造一个清新的环境，保证宝宝充足的睡眠，会降低宝宝上火的几率。

使用指南

佐餐或单独食用，每日 1 次。

同材不同样

也可将蒲公英凉拌吃。

Q 伤寒不是感冒吗?

A 伤寒和感冒的区别很大,前者为细菌引起的消化道感染,后者多为病毒引起的上呼吸道感染。伤寒是由伤寒杆菌引起的急性肠道传染病,主要表现为持续高热、腹痛、腹泻或便秘、白细胞减少、肝脾肿大,部分人会出现玫瑰疹、相对缓脉等。伤寒病人或带菌者是传染源,通过污染水、食物、日常生活接触、苍蝇、蟑螂带菌而传播。

伤寒

偏方 1

葱在汉代的《神农本草经》中已正式作为药用。葱白,近根部的鳞茎,气味辛辣,性温,有发汗解热的功效。

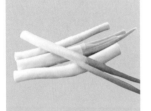

使用指南

温服,每日1次,服用2~3天。

同材不同样

也可将葱白、白菜根、萝卜根一起煮水喝。

葱白生姜水
祛风寒解头痛

来源 民间验方

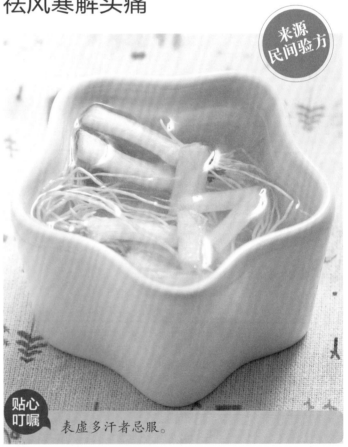

贴心叮嘱 表虚多汗者忌服。

材料: 连须葱白250克,生姜100克。

制作: 葱白和生姜洗净后,切段,加水煮10~15分钟。

偏方 2

代赭石，味苦涩，性温，无毒，入肝、胃、心胞经。可平肝镇逆，凉血止血，治伤寒发汗。

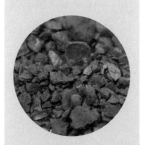

代赭石

使用指南

把调好的糊涂在宝宝双手掌心，握拳夹在双腿间。每日1次。

代赭石涂手心
伤寒发汗

来源
民间验方

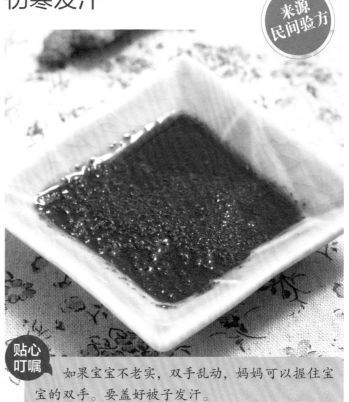

贴心叮嘱 如果宝宝不老实，双手乱动，妈妈可以握住宝宝的双手。要盖好被子发汗。

材料： 代赭石、干姜、醋。

制作： 1. 将代赭石、干姜研成粉末，分几份备用。
2. 用时取1份用醋调成糊状。

疗效揭秘

给宝宝涂了代赭石干姜糊，
发汗好得快

宝宝六岁，过节出去玩被传染了伤寒，不是很严重，奶奶说可以用这个方子，很好买材料，而且不吃药宝宝更容易配合，晚上睡前涂在宝宝手心，盖好被子搂着他睡，出了汗第二天就好了。

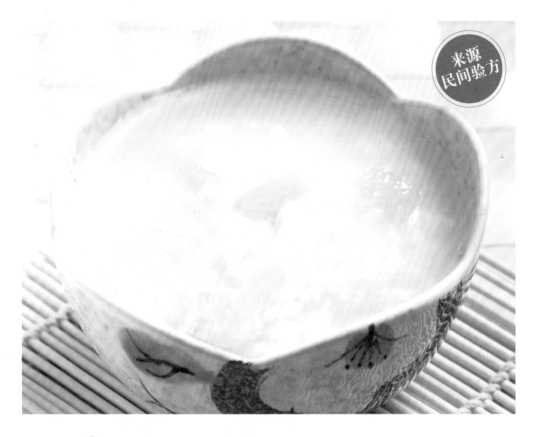

来源
民间验方

偏方 3 生姜糯米粥
发散风寒

生姜，性温，味辛，有散寒发汗、化痰止咳、和胃止呕等多种功效。

材料：生姜 15 克，糯米适量。

制作：两者洗净后加水熬粥即可，去渣，喝粥。

使用指南

佐餐或单独食用，每日 1 次，连续服用 2~3 天。

贴心
叮嘱　应趁热服食，以增强发散风寒之效。

 家 庭 医 生

用比平时洗澡水温略高的热水给宝宝洗个澡，擦干水后在宝宝背上特别是脊椎两侧涂上风油精，按摩到发热，再给宝宝穿上舒适透气的衣服，稍后宝宝会出汗，要及时擦干，保持后背干燥，避免再次着凉。汗出过后，有驱风散寒功效。

夜啼

Q "夜啼郎" 为什么总是在晚上哭个不停呢？

A 有的宝宝白天好好的，一到晚上烦躁不安，哭闹不止，有时每夜定时啼哭，甚则通宵达旦。这些宝宝常被称为"夜啼郎"。原因在于宝宝出生后对周围环境不适应，日夜颠倒，家长白天上班宝宝睡觉，晚上宝宝因为白天睡得过多，夜里精神，不愿再睡，无人理睬就会哭闹。另外，维生素 D 缺乏、饥饿、尿布湿了、衣着不适、周围环境嘈杂等也会引起宝宝夜啼。

偏方 1

紫苏叶含一种带有芳香气味的挥发油，能够抑制神经兴奋和焦躁不安，可用于小儿夜啼的调理。

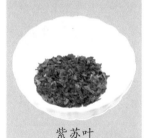

紫苏叶

使用指南
每日 2 次。

同材不同样
可以将干紫苏叶用冷水泡发，择洗干净，切末与鸡蛋液混合，摊鸡蛋食用。

紫苏叶
抑制焦躁不安

来源
民间验方

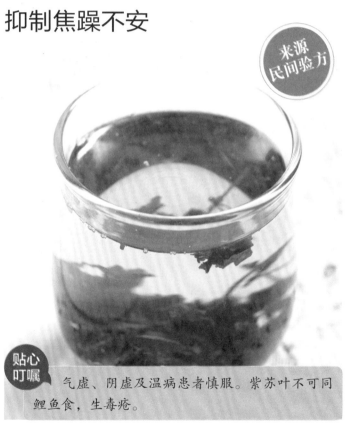

贴心叮嘱 气虚、阴虚及温病患者慎服。紫苏叶不可同鲤鱼食，生毒疮。

材料： 干紫苏叶 5 克。

制作： 将干紫苏叶洗去浮尘，放入大杯中，冲入适量开水，盖上杯盖闷泡 15 分钟，晾至温热，取泡好的紫苏叶水饮用即可。

偏方 2

小麦可养心安神；甘草性平，味甘，可补脾益气而养心气；大枣性温，味甘，可补中益气，滋润脏燥。三者合用制汤，有养心安神、补脾益气之功效。

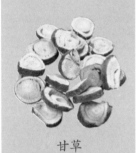

甘草

使用指南
分 2 次温服。

同材不同样
也可先煎甘草，去渣，然后放入小麦及大枣，煮粥。空腹食用。

甘草小麦大枣汤
养心安神，补脾益气

来源 民间验方

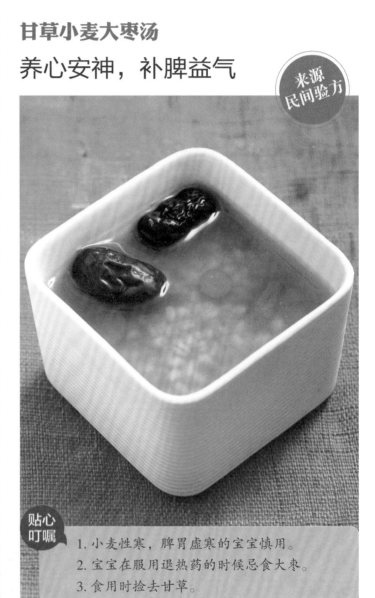

贴心叮嘱

1. 小麦性寒，脾胃虚寒的宝宝慎用。
2. 宝宝在服用退热药的时候忌食大枣。
3. 食用时捡去甘草。

材料：甘草 10 克，小麦 15 克，大枣 10 枚。

制作：1. 将甘草洗净，切片，小麦、大枣洗净。

2. 一起放入锅中，加水 600 毫升煮，煮取 300 毫升即成。

偏方 **3** 茶叶敷脐
除烦渴，消宿食

此方法对小儿夜啼有很好的效果，可以适当给小儿进行外用。

材料： 陈茶叶适量。

制作： 将茶叶研为细粉末，用水调和成饼状。

使用指南

敷于夜啼宝宝的肚脐上，然后用干净纱布固定上，每晚睡前敷好，坚持 3~5 天。

同材不同样

也可以将陈茶叶放入口中嚼烂，捏成小饼，敷于宝宝肚脐上。

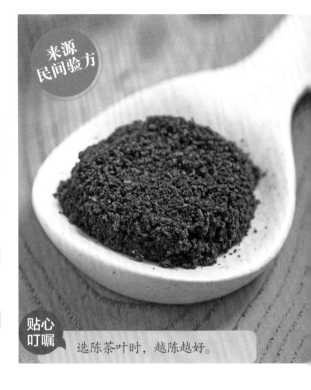

来源 民间验方

贴心叮嘱 选陈茶叶时，越陈越好。

偏方 **4** 山药茯苓汤
健脾和中，宁心安神

山药有健脾养胃、补气益肺、固肾益精的功效，适用于身体虚弱、食欲不振、消化不良、久痢泄泻等脾胃功能不好的宝宝；茯苓则有健脾和胃、渗湿利水、宁心安神的功效。

材料： 山药、茯苓各 10 克。

制作： 将山药、茯苓一起放入锅中，加适量水煎 25 分钟。

使用指南

加糖调服，连服半月。

来源 民间验方

贴心叮嘱 山药有收涩的作用，所以大便干燥的宝宝不宜食用。

磨牙

Q 宝宝磨牙怎么回事?

A 磨牙可能是阶段性,也可能每夜都发生。肠道寄生虫、精神紧张、消化功能紊乱、营养不均衡、牙齿发育不良等,都可能是引起宝宝磨牙的原因。宝宝正处于生长发育的阶段,磨牙会影响宝宝睡眠、使牙釉质受到损害、增加说话和进食负担,不利于宝宝健康成长。久而久之,咀嚼肌增粗,孩子的脸型也会发生变化。所以,宝宝磨牙要及时找到原因,及时治疗。

偏方 1

南瓜子可以麻痹寄生虫,使虫子萎缩、退化,减少虫卵排放。此外,南瓜子富含脂肪、蛋白质、维生素等营养物质,有利于身体成长。

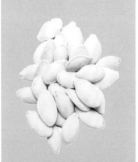

使用指南

每日30克,温开水服用。

同材不同样

也可直接将炒熟的南瓜子给孩子当零食吃。

南瓜子
蛔虫克星

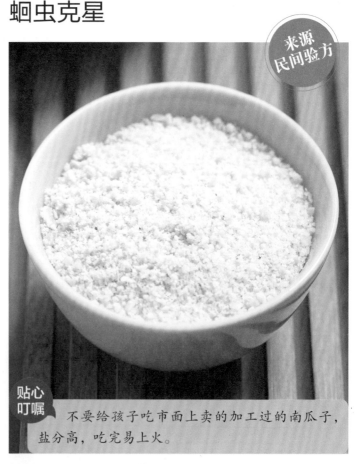

来源
民间验方

贴心叮嘱
不要给孩子吃市面上卖的加工过的南瓜子,盐分高,吃完易上火。

材料: 南瓜子仁、白糖各适量。
制作: 将南瓜子仁小火炒熟,磨成粉末,加入白糖拌匀。

偏方 2

使君子味甘、温，归脾胃经，可以驱虫消积、健脾，可常吃，无副作用。

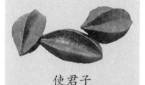

使君子

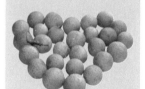

使用指南

每日早上空腹食用。

同材不同样

也可直接将使君子仁炒香，嚼着吃。

使君子龙眼丸
驱虫健脾

来源
民间验方

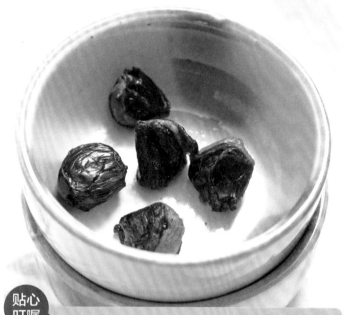

贴心叮嘱 使君子仁的用量，按照年龄1岁1个，即1岁宝宝1个使君子仁、2岁2个、2岁3个，不超过10个。

材料：使君子、黑芝麻、龙眼各适量。

制作：1. 将使君子仁和黑芝麻磨成粉，加水调成糊。

2. 龙眼去核，用肉包裹调好的糊。

疗效揭秘

吃了使君子，没有虫子不磨牙

宝宝5岁，晚上睡觉磨牙，去医院检查是因为寄生虫引起的。就按照偏方给宝宝做了使君子龙眼丸，每天5颗，不到1个月就好了。

偏方 3

牛奶蛋黄粥
治疗缺钙磨牙

牛奶是补钙佳品，同时蛋黄中富含维生素，可促进钙质的吸收，而且蛋黄中的卵磷脂被人体消化后释放出的胆碱，有益于健脑。

来源
民间验方

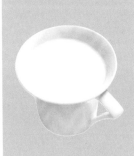

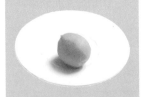

贴心叮嘱　乳糖不耐受的宝宝不宜喝牛奶，鸡蛋黄每天1个为宜，年龄小的宝宝可以适当减量。

材料： 粳米10克，牛奶50克，蛋黄1个，蜂蜜少许。

制作： 1. 将粳米淘洗干净，加水煮开后，改文火煮30分钟。

2. 白水煮蛋取蛋黄，研碎备用。

3. 粥出锅前加入牛奶和蛋黄，再煮片刻，加入少许蜂蜜即可。

 家庭医生

握着宝宝的小脚，用两拇指从脚跟向上画圈，轻轻按压，再沿着每一个脚趾轻轻摩挲。常给宝宝做脚部按摩可以舒缓宝宝的神经，避免由于精神紧张或者亢奋造成晚间磨牙。

使用指南

佐餐或单独食用，每日1次，坚持1周。

盗汗

Q 什么是小儿盗汗？

A 盗汗是中医的病名，是以入睡后汗出异常，醒后汗泄即止为特征的一种病征，一般分为生理性盗汗和病理性盗汗。宝宝皮肤娇嫩、水分多、毛细血管丰富，新陈代谢旺盛，自主神经调节功能还不完善，如果睡前活动量大、睡前进食、室温过高、盖被子过厚，都容易导致生理性盗汗。如果宝宝入睡后上半夜出汗，往往是血钙偏低造成的病理性盗汗。

偏方 1

浮小麦就是干瘪的、放入水里能漂浮起来的麦子。浮小麦性凉，味甘，入心经，有益气养心、除热止汗、镇静神经的功效。《现代实用中药》中指出，浮小麦可以补心、止烦、除热、敛汗、利小便。

使用指南

代茶饮。

浮小麦饮

除热止汗

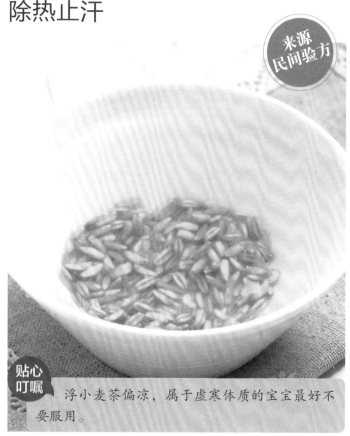

来源
民间验方

贴心叮嘱 浮小麦茶偏凉，属于虚寒体质的宝宝最好不要服用。

材料：浮小麦 20 克。

制作：将浮小麦洗净，放入锅中，加适量水煎 15～20 分钟。

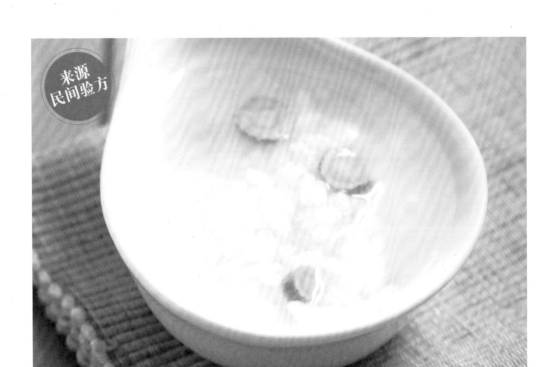

来源
民间验方

偏方 **2** 黄芪粥
固表止汗

黄芪味甘，性微温，含有黄芪多糖，可补气升阳、固表止汗，对小儿自汗、盗汗有较好的疗效。

材料： 黄芪 20 克，大米 50 克，白糖适量。

制作： 将黄芪煎汁，用黄芪汁煮大米粥，待煮熟后，放入适量白糖调味，温服即可。

贴心叮嘱

黄芪粥属于温补性食物，当宝宝盗汗症状好转后停用，不建议长期食用。

使用指南

佐餐或单独食用，每日 1 次，3~5 天可见效。

同材不同样

也可用黄芪和红枣一起煮水喝。

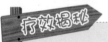

黄芪粥帮助宝宝清爽睡整晚

宝宝晚上盗汗时常把贴身小内衣都汗湿，要经常起来给他擦身，宝宝睡得也不安稳。按照偏方给宝宝每天吃 1 次黄芪粥，宝宝盗汗就慢慢好转了。而且，睡眠也好了，一觉睡到天亮。

偏方 3

山药含有较丰富的维生素、碘、钙、铁等成分，能益气养阴，补充营养，适合自汗、盗汗的宝宝食用。

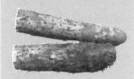

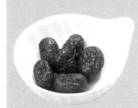

使用指南
单独食用或佐餐食用，每日1次，坚持3~5日。

山药薏米红枣粥
治小儿盗汗

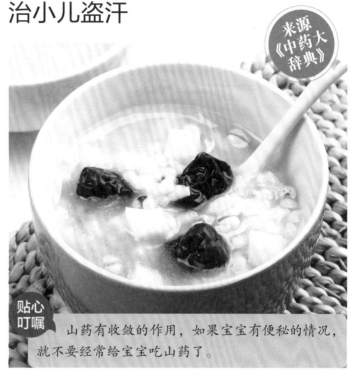

来源《中药大辞典》

贴心叮嘱 山药有收敛的作用，如果宝宝有便秘的情况，就不要经常给宝宝吃山药了。

材料： 山药100克，薏米、大米各50克，红枣3颗，蜂蜜少量。

制作： 山药去皮、洗净后切小块；薏米、大米、红枣各洗净，然后一同煮粥，最后加蜂蜜调味即可。

 家 庭 医 生

防治调理自汗、盗汗小窍门：

1.多晒太阳。较小的孩子可由父母带着，较大的孩子应多到户外参加一些活动。

2.母乳喂养。某些特殊的小儿，如早产儿、双胎儿等，要多注意适量增加维生素D的补充。

3.加强营养。合理膳食，指导儿童养成良好的饮食习惯以及生活习惯。

流涎

Q 宝宝流涎是病吗?

A 4个月大的宝宝开始长牙,由于唾液分泌增多而流涎,这是正常的生理现象。但如果宝宝2岁后还经常流涎,就可能为病理现象。中医认为,脾胃积热和脾胃虚寒都会导致宝宝流涎。

偏方 1

此方能滋补脾胃、摄纳津液,对于小儿流涎有很好的功效。

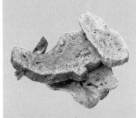

白术

贴心叮嘱

因为土炒白术的辅料不好找,现在多用麸炒白术了,功效相差不大。

使用指南

佐餐或主食,每天吃1个即可。

止涎饼
用于小儿流涎

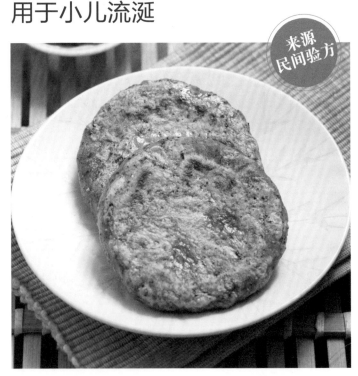

来源
民间验方

材料:土炒白术12克,益智仁8克,面粉100克,盐5克。

制作:1.把益智仁和土炒白术研磨成粉,分成12份;面粉揉成12个面团。

2.每个面团内加1份药粉,加适量盐擀成饼。

3.用少量油烙饼,熟透即可。

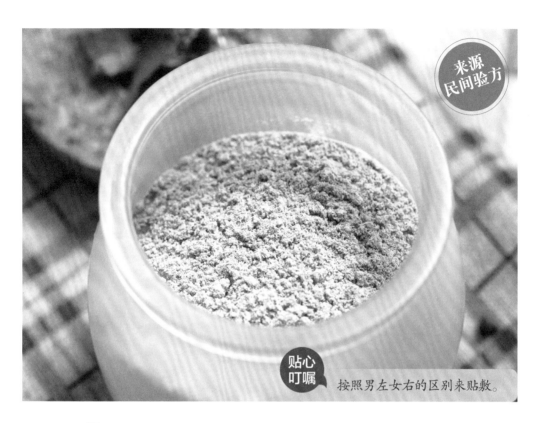

来源
民间验方

贴心
叮嘱

按照男左女右的区别来贴敷。

偏方 2 吴茱萸敷涌泉
治小儿流涎

此方能健脾和胃，燥湿除涎。

材料： 吴茱萸 45 克，天南星 15 克。
制作： 一起研磨成粉末状，放入瓶中备用。

使用指南

1. 用时取药粉 15 克，用陈醋调成糊，贴在涌泉穴，用纱布包裹防脱落。
2. 每次 12 小时换 1 次，敷 3~4 次。

疗效揭秘

吴茱萸贴，宝宝流涎见效快

我家宝宝今年 1 岁了，还是口水比较多，常常围兜不离身，检查后医生说不是病理原因，自己调节下就可以。于是，我按照书中的偏方每天给宝宝贴吴茱萸和天南星糊，用了 4 次就好了。

偏方 3

白矾泡脚
用于脾胃积热型小儿流涎

脾胃积热流涎常表现为口水黏浊，颌下赤烂，烦躁不宁，小便黄，大便干结等。白矾泡脚对脾胃积热型小儿流涎有很好的功效。

来源
民间验方

贴心叮嘱　虽然白矾有内服的用法，但因为宝宝年龄小，不建议服用。

材料： 白矾 60 克。
制作： 将白矾研成细粉末，溶在温水中泡脚。

家庭医生

父母要掌握好辅食喂养，从 4 个月左右可以给宝宝添加辅食开始，在辅食从半固体到固体的增加过程中，是在让宝宝逐渐适应成人的饮食，一点点锻炼宝宝的咀嚼和吞咽能力。大宝宝平时的饮食中要多吃些温润健脾的食物，如核桃、花生、韭菜等，改善脾胃虚寒的症状，这些对宝宝流涎都有很大改善作用。

使用指南
每日 3 次，每次 30 分钟，连用 4 天。

鼻出血

Q 宝宝经常鼻出血是什么原因呢?

A 一般来讲,鼻子出现症状大多与肝、肺出现异常有很大关系,当人的气血上升,特别是肺热时,很容易造成鼻腔干燥,此时鼻腔中的毛细血管很容易破裂导致鼻出血。另外,脾气虚弱也会导致鼻出血。脾为气血生化的源泉,气为血之帅,统摄血液运行,如果脾气虚弱,就很容易出现流鼻血。但一些血液系统的疾病会反复出现鼻部大量出血。

偏方 1

荠菜性味甘、平,具有凉血止血、清热利尿的功效。荠菜中所含的荠菜酸,是有效的止血成分,能缩短出血时间,具有凝血功效,从而达到止血的目的。

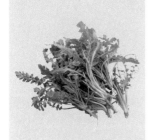

使用指南
单独食用或佐餐食用,每日1次,坚持3天。

同材不同样
也可将荠菜凉拌食用。

荠菜小米粥
预防春季鼻出血

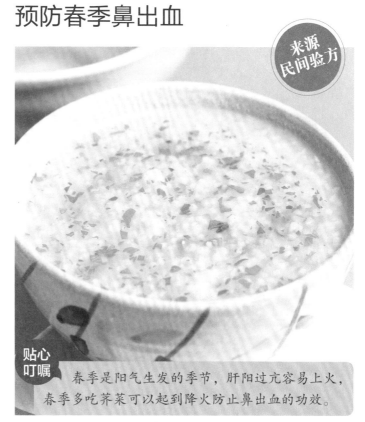

来源
民间验方

贴心叮嘱 春季是阳气生发的季节,肝阳过亢容易上火,春季多吃荠菜可以起到降火防止鼻出血的功效。

材料: 小米100克,荠菜50克。

制作: 1. 小米淘洗干净;荠菜洗净,切碎。
2. 锅中加水烧开,放入小米煮粥。小米将要熟时,加入荠菜碎煮沸即可。

偏方 **2**

雪梨有生津止渴、清热泻火的作用；藕节，可止血；猪肉，滋阴润燥。

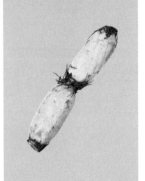

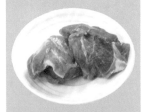

猪肉藕节汤

清肺热

来源
民间验方

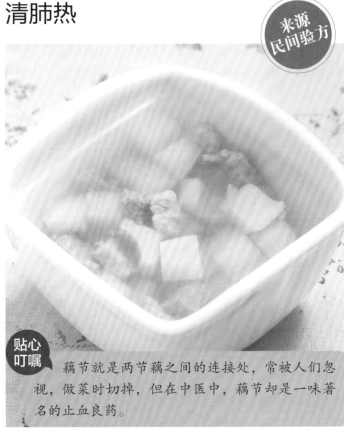

贴心叮嘱

藕节就是两节藕之间的连接处，常被人们忽视，做菜时切掉，但在中医中，藕节却是一味著名的止血良药。

材料： 藕节、猪肉、雪梨各适量。

制作： 1. 猪肉去血洗净；藕节、雪梨洗净，切块。

2. 三种食材一起，加水煮 30 分钟。

疗效揭秘

常喝猪肉藕节汤，鼻出血好得很快

宝宝今年 6 岁，只要气候稍微变干燥或者宝宝吃点上火的东西，就很容易流鼻血，之前以为是因为爱抠鼻子的原因，检查后发现是因为肺热引起的，然后给宝宝吃了这个清肺热的偏方，没想到见效很快。

使用指南

佐餐或单独食用，每日 1 次。

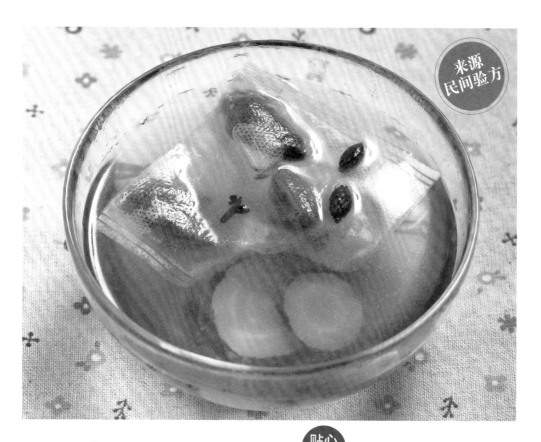

偏方 3 白芷辛夷泡脚
疏风清热

苍耳子有散风寒、通鼻窍的功效，三者煮水泡脚可疏风清热、芳香通窍。

材料： 白芷、苍耳子各 10 克，辛夷 15 克。

制作： 1. 辛夷捣碎用纱布包好，备用。

2. 白芷、苍耳子加 1 000 毫升水一起煮 10 分钟，再加入辛夷包煮 20 分钟。

使用指南
每日 1 次，水放温后泡脚。

同材不同样
可以加入适量的薄荷和黄芩一起煮。

贴心叮嘱 辛夷表面有一层绒毛对皮肤有刺激作用，所以使用时要用纱布包好。

 家庭医生

宝宝突然鼻出血，可以先进行压迫止血，仰头，捏压鼻翼 4~5 分钟。也可以同时用湿毛巾包着冰粒，敷向额头与脖子两侧，达到收缩血管从而止血。饮食上要少吃煎炸易上火食物，多吃健脾、清润的食物。

腮腺炎

Q 腮腺炎和扁桃体炎有区别吗？

A 腮腺炎发病部位是腮腺，表现为以耳垂为中心的梨形肿大；扁桃体炎是口腔内的扁桃体发炎，两者早期颏下淋巴结肿大的症状相似。腮腺炎是由腮腺炎病毒感染所引起的，以发热、腮部肿胀疼痛为特征，发病急，通过飞沫传染，冬春季易于流行。初期并无特殊感觉，可能会有发热、食欲不振、咽喉痛等现象，重者会出现恶寒、高热、呕吐等全身不适症状。

偏方 1

莲藕有消食止泻、开胃清热、滋补养身的功效，对有腮腺炎及体弱多病的小儿有很好的补益作用。

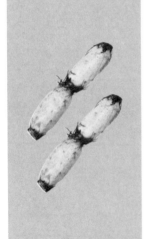

使用指南

单独食用，每日1次。

莲藕大米粥

消肿祛毒

来源
民间验方

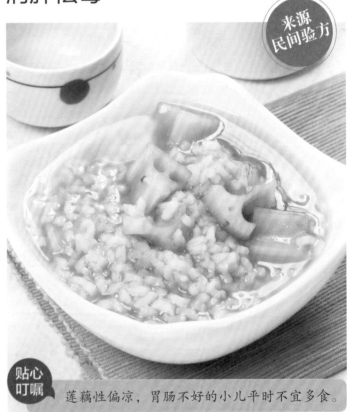

贴心叮嘱

莲藕性偏凉，胃肠不好的小儿平时不宜多食。

材料： 莲藕100克，大米50克，白糖适量。

制作： 莲藕洗净，去皮，切块，同大米一同煮粥，最后加少量白糖调味即可。

偏方 2

野菊花叶性微寒，味苦辛，具有清热解毒、消肿散结的功效，是解毒治痈的良药；赤小豆性甘平，具有解毒排脓、利水消肿的功效；鸡蛋清具有抗炎的作用。将这三种材料混合使用，对腮腺炎有很好的疗效。

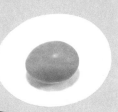

使用指南

每日 2 次，涂抹患处。

菊花叶鸡蛋糊
腮腺炎好得快

来源《中药大辞典》

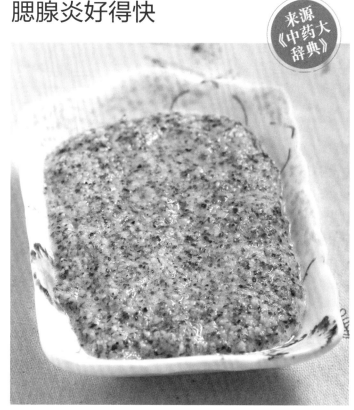

材料： 野菊花叶（鲜）50 克，赤小豆粉 30 克，鸡蛋 1 个。

制作： 野菊花叶洗净捣成泥，和赤小豆粉、鸡蛋清混合在一起，调成糊。

疗效揭秘

用了菊花叶鸡蛋糊，宝宝腮腺炎好了

　　宝宝前段时间突然得了腮腺炎，去医院检查后医生说症状比较轻，不需用药，为避免传染就先不要去幼儿园，在家好好休息。但是，孩子疼得厉害，就尝试了这个偏方，涂上后第二天就不疼了，四五天就好了。

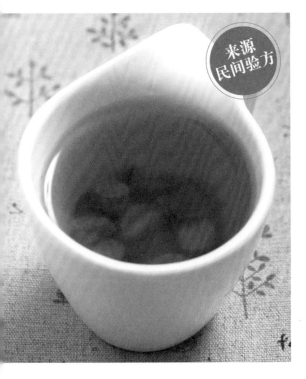

来源
民间验方

偏方 3 板蓝根柴胡水
消肿解毒

此方可清热解表、消肿解毒，对于
流行性腮腺炎有很好的疗效。

材料： 板蓝根 30 克，柴胡 60 克，甘
草 3 克。

制作： 三者放一起用水煎 10~15 分钟。

使用指南

每日 1 次。

贴心
叮嘱

体弱多病的宝宝慎用板蓝根。
真阴亏损，肝阳上升者忌服柴胡。

偏方 4 荸荠鲜藕饮
凉血消肿

此饮品凉血消肿、清热生津，对于
流行性腮腺炎有很好的疗效。

材料： 荸荠 100 克，鲜藕 100 克，茅
根 30 克。

制作： 将三者洗净，切块，加水煮 15~
20 分钟。

使用指南

每日 1 次。

贴心
叮嘱

脾胃虚寒的宝宝不宜食用茅根。

来源
民间验方

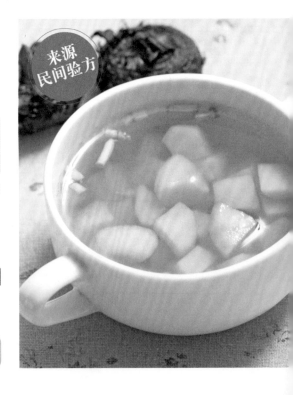

扁桃体炎

Q 宝宝的扁桃体炎常由什么原因引起?

A 扁桃体是喉咙后部两侧的两个杏仁状淋巴腺体，虽然有过滤咽部细菌的功能，但当病毒或细菌致病性强时，会造成宝宝扁桃体肿大，出现发热、昏睡、咽喉肿痛、扁桃体肿大。通常与免疫力低下有关，用抗生素和清热解毒类中药有效，但容易反复发作。

偏方 1

油菜含有丰富的维生素C和胡萝卜素，有助于增强机体免疫能力，而且还可以帮助清热祛火，利于扁桃体炎的恢复。

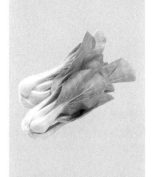

使用指南

佐餐或单独食用，每日1次。

油菜豆腐汤
利于扁桃体炎恢复

来源
民间验方

贴心叮嘱 在给宝宝吃油菜汤的时候，不要与山药和南瓜同食，会降低营养价值、影响吸收。

材料：油菜、豆腐、盐各适量。

制作：1.油菜和豆腐洗净，豆腐切块，在盐水中浸泡15分钟，盐水留用。

2.油菜用沸水焯过后放入浸泡过豆腐的盐水中浸泡15分钟，冲洗干净、沥干。

3.锅内加水，烧开后加入豆腐块，大火煮15分钟，加入油菜和适量盐，煮3分钟左右即可。

偏方 2

夏枯草归肝、胆经，清肝热，散郁结，对淋巴结核、甲状腺肿大有很好的疗效，此方特别适用于预防宝宝的扁桃体炎复发。

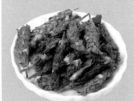

夏枯草

使用指南

吃蛋喝汤。

夏枯草鸡蛋水
预防小儿扁桃体炎

来源
民间验方

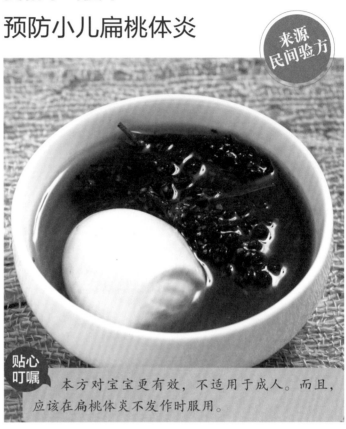

贴心
叮嘱　本方对宝宝更有效，不适用于成人。而且，应该在扁桃体炎不发作时服用。

材料： 夏枯草 15 克，生鸡蛋 1 个。

制作： 鸡蛋洗净，与夏枯草一起煮水，2 碗水煮成 1 碗即可。

疗效揭秘

夏枯草鸡蛋水对扁桃体炎挺管用

我家宝宝今年 2 岁了，一感冒扁桃体就会跟着发炎，虽然不是特别严重，但因为发炎嗓子疼宝宝就不爱吃饭。虽然可以做个扁桃体切除的小手术，但还是想尽量避免动刀，希望可以从饮食上解决，后来就用夏枯草给她煮鸡蛋水喝，还挺管用的，宝贝好得很快，也没有复发。

偏方 3

宝宝扁桃体发炎多是肺热引起的，所以清肺热是解炎症的基础。生地黄清热生津，鱼腥草清热解毒、利尿消肿，两者结合有很好的消肿消炎作用。

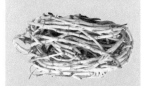

鱼腥草

贴心 叮嘱

体质虚寒、无红肿热痛的宝宝不宜食用鱼腥草。脾虚泄泻、胃虚食少的宝宝慎服生地黄。

使用指南
温水泡脚30分钟。
同材不同样
也可以单独用鱼腥草泡水喝。

地黄鱼腥草泡脚

清肺热，解炎症

来源《中药大辞典》

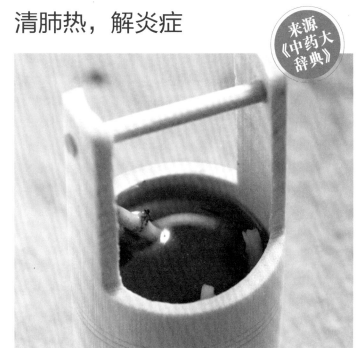

材料： 地黄（生）10克，鱼腥草（鲜）20克。
制作： 加1 000毫升水先煮生地黄20分钟，再放鱼腥草煮10分钟。

 家 庭 医 生

1. 急（慢）性咽喉炎、扁桃体炎，均可每日用淡盐水深漱口。盐水可以杀菌，有消炎退肿的疗效，有助于防治儿童扁桃腺炎，简单易行。

2. 儿童平时应少吃油炸、辛辣食品，少吃海腥食品，以预防或减少本病发作。还要饮食均衡，营养全面，提高身体免疫力和抵抗力。

3. 注意保持小儿口腔与咽喉部位卫生，尤其是含服药物后。

4. 扁桃体炎经常反复发作的儿童，应在医生的许可下进行扁桃体摘除术，以免引起其他疾病。

Q 哪些原因会造成宝宝贫血？

A 宝宝贫血有很多种原因，常见的有：

1.孕期妈妈饮食结构不合理，母亲缺铁、宝宝早产会造成宝宝出生后铁储备不足，如不及时补充可引起宝宝缺铁性贫血。

2.宝宝不爱吃蔬菜、水果，过多食用精加工的食物，缺乏维生素 B_{12} 和叶酸，也会造成贫血。宝宝 6 个月后没有及时添加含铁多的肉类食品也会导致缺铁性贫血。

偏方 1

小米富含铁及其他造血微量元素；红糖所含有的营养物质吸收利用率高，有极佳的疗虚进补作用。红糖和小米一起煮粥，被人称"代参汤"。

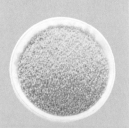

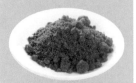

使用指南

佐餐或单独食用，每日1次，坚持服用1周。

红糖小米粥

养胃，益血

来源
民间验方

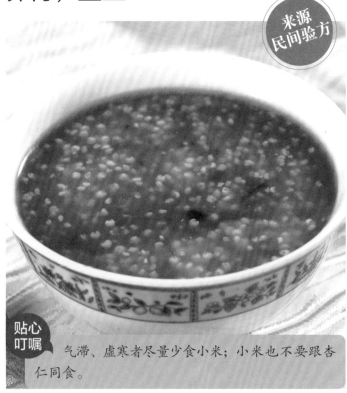

贴心叮嘱 气滞、虚寒者尽量少食小米；小米也不要跟杏仁同食。

材料： 小米 100 克，红糖适量。

制作： 1. 将小米淘洗干净，放入开水锅内，旺火烧开后，转小火煮至粥黏。

2. 加入适量红糖搅匀，再煮开，盛入碗内即成。

偏方 **2**

花生衣有很强的造血功能，它能增加血小板含量，改善凝血因子的缺陷，增强毛细血管的收缩功能，促进骨髓造血。加入红枣、红豆一起煮汤，起到了增加营养、补血健脾的功效。

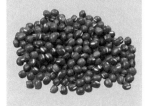

使用指南

佐餐或单独食用，喝汤吃红枣、红豆，每日1次，坚持3~5天。

红豆花生衣汤
补血，调脾胃

来源
民间验方

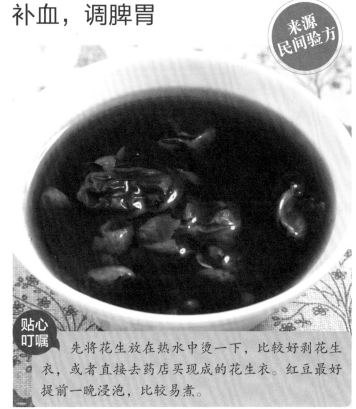

贴心叮嘱
先将花生放在热水中烫一下，比较好剥花生衣，或者直接去药店买现成的花生衣。红豆最好提前一晚浸泡，比较易煮。

材料：花生衣、红枣、红豆各40克。

制作：1. 将花生衣剥下来，备用。

2. 花生衣、红枣和红豆一起加1500毫升水煮，红豆煮熟即可。

疗效揭秘

宝宝喝了红豆花生衣汤，面色红润

宝宝不挑食，也不厌食，但还是面色发白，头发干枯，医生说是因为贫血。老一辈都说花生衣补血好，而且红枣、红豆补血也是众所周知的，按照这个方子给宝宝调理身体，效果很明显，宝宝面色越来越红润。

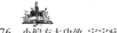

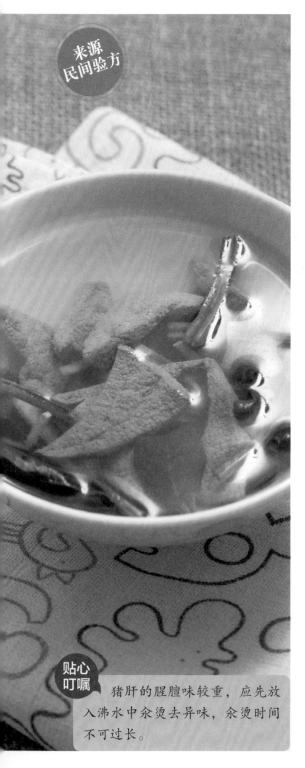

来源
民间验方

贴心
叮嘱

猪肝的腥膻味较重，应先放
入沸水中氽烫去异味，氽烫时间
不可过长。

偏方 3 猪肝菠菜汤
生血养血，润燥滑肠

猪肝富含铁、叶酸、维生素 B_{12} 等造血元素，有较好的生血止血作用；菠菜也富含较多叶酸和铁。两者一荤一素煮汤饮用，能补肝、明目、养血补虚。

材料：猪肝250克，菠菜150克，姜丝适量，清鸡汤1碗。

制作：1. 猪肝洗净，切薄片，放滚水中氽烫10秒，去血，沥干。菠菜洗净切段，放滚水中氽烫，备用。
2. 放少许油爆香姜，加清鸡汤、清水和适量盐大火煮沸。
3. 放入菠菜拌匀以中火煮沸，再倒入猪肝片搅匀。

使用指南
佐餐食用，每周3次，坚持1周。

同材不同样
也可以将焯熟的猪肝和菠菜，加适量盐、香油凉拌。

 家 庭 医 生

要预防孩子贫血，首先要保护好孩子的脾胃。脾胃健康，造血功能正常，食物中的营养物质就会被吸收。平时的饮食中多摄取含铁食物，如动物肝脏、瘦肉、鱼类、豆类、荠菜等，多吃富含维生素C的水果，可以促进铁元素的吸收。

小儿尿频

Q 宝宝尿频怎么办?

A 中医认为，小儿尿频主要由于宝宝体质虚弱，肾气不固，膀胱约束无能，气化不宣所致。另外，泌尿系感染、包皮过长、饮水过多、天气寒冷、裤子不合身等因素都会使宝宝出现尿频。一旦发现宝宝尿频，应及时找出原因，不要大惊小怪，避免给孩子带来心理负担。

偏方 1

水煮木瓜

治小儿尿频

此方子补脾胃、止遗尿，能治不痛、检查无细菌感染的小儿尿频、尿急。

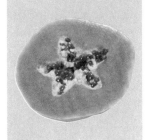

贴心叮嘱 木瓜中含番木瓜碱，每次食量不宜过多，过敏体质者应慎食。

使用指南

每日 2 次，单独食用。

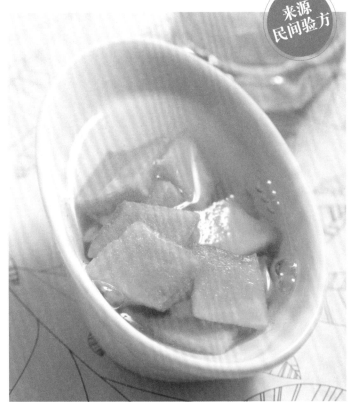

来源 民间验方

材料：木瓜 100 克，米酒少量。

制作：1.将木瓜切成片，用米酒浸泡 7 天。

2.每次取 30 克，用水煮熟。

偏方 2

车前草竹叶水
清热利尿

车前草性味甘、寒，归肝、肾、肺、小肠经。有清热利尿，祛痰，凉血，解毒作用。《中药大辞典》记载，淡竹叶可清热除烦、生津利尿。

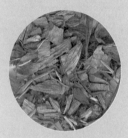

淡竹叶

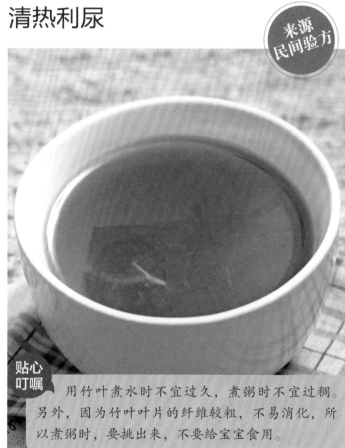

来源
民间验方

**贴心
叮嘱**　用竹叶煮水时不宜过久，煮粥时不宜过稠。另外，因为竹叶叶片的纤维较粗，不易消化，所以煮粥时，要挑出来，不要给宝宝食用。

材料：车前草 30 克，淡竹叶适量。
制作：将车前草和竹叶洗去浮尘后，加水煮开后饮水。

疗效揭秘

车前草竹叶水，让宝宝不再尿频

宝宝4岁，幼儿园老师向我们反映说宝宝最近上厕所很频繁，一上午就要求去四五次小便。回家后经我们观察，宝宝就是尿频，之前听邻居奶奶说过这个方子，效果很不错。然后开始给宝宝用，四五天就见效了，宝宝不再经常跑厕所了。

使用指南
每日 3 次，每次 1 杯。

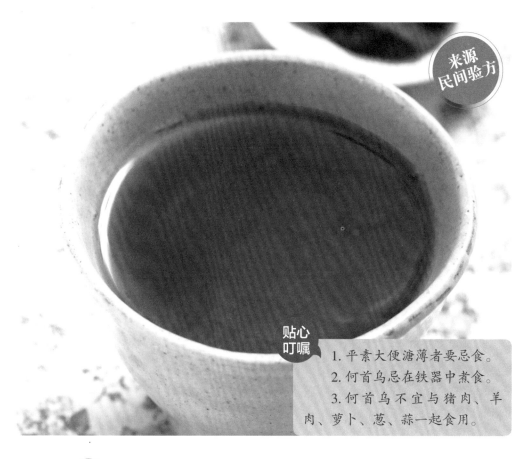

来源
民间验方

贴心
叮嘱

1. 平素大便溏薄者要忌食。
2. 何首乌忌在铁器中煮食。
3. 何首乌不宜与猪肉、羊肉、萝卜、葱、蒜一起食用。

偏方 3 何首乌代茶饮
治神经性尿频

何首乌性微温，味苦、甘、涩，主要功效是补肝肾、益精血。何首乌具有类似肾上腺皮质激素样作用，并有抗过敏的效果。

材料： 何首乌 20 克。
制作： 何首乌洗去浮尘，用水煮 2 次后饮用，每次煮 15~20 分钟。

使用指南
每日 1 次。

 家 庭 医 生

1. 给宝宝穿衣服一定要注重局部保暖，比如肚皮、腰部。
2. 平时饮食多让宝宝吃一些富含锌和抗氧化剂的食物，如牡蛎、核桃等。
3. 教宝宝养成良好的排尿习惯。

惊风

Q 宝宝惊风的表现是什么？

A 惊风分为急惊风和慢惊风，俗名"抽风"，一般以1~5岁的宝宝为多见。惊风发作的时候，宝宝会突然意识丧失，而且伴有两眼上翻、凝视或斜视，面部肌肉和四肢痉挛，或者不停地抽搐。发作的时间，可由数秒至数分钟不等，严重者会反复多次发作，甚至呈持续状态，发作完后多入睡。年龄越小，发病率越高，因此，爸爸妈妈千万不可忽视。

偏方 1

桃仁栀子面糊涂脚心

主治小儿急惊风

桃仁可活血祛瘀、止咳平喘，常用于热病蓄血、疟疾、跌打损伤、肠燥便秘等症；栀子有护肝、利胆、降压、镇静、止血、消肿等作用。

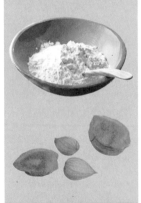

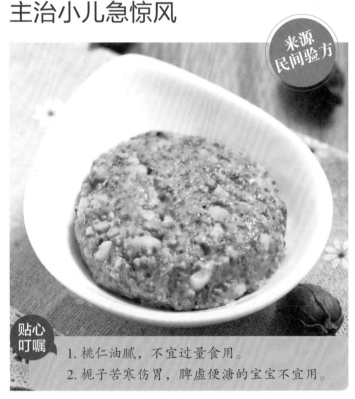

来源
民间验方

贴心叮嘱

1. 桃仁油腻，不宜过量食用。

2. 栀子苦寒伤胃，脾虚便溏的宝宝不宜用。

使用指南

均匀涂于两足心，用纱布包扎固定12小时换1次，连用3次。

材料： 桃仁25克，栀子20克，白面粉30克，鸡蛋清适量。

制作： 1. 桃仁洗净、捣泥，栀子洗净、研末。

2. 将桃仁泥、栀子末与面粉混合，加入鸡蛋清调匀。

偏方 2

菖蒲可化痰开窍、化湿行气、祛风利痹、消肿止痛；生姜中的生姜油对中枢神经系统有抑制作用。

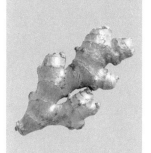

使用指南

熬汤温热灌服，每日1次，坚持3~5天。

同材不同样

还可以将菖蒲、生姜洗净，切碎，一起放入锅中（不要用铁锅），水煎服用。

菖蒲生姜汁
适用于小儿急惊风

来源
民间验方

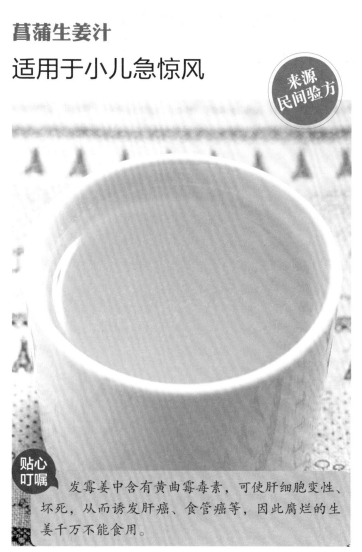

贴心叮嘱 发霉姜中含有黄曲霉毒素，可使肝细胞变性、坏死，从而诱发肝癌、食管癌等，因此腐烂的生姜千万不能食用。

材料：菖蒲、老生姜各 5 克。
制作：将菖蒲、生姜洗净，一起捣烂，取汁。

 家 庭 医 生

小儿惊风和癫痫的区别：反复发热抽搐的小儿，如每次抽搐体温均在 38.5℃ 以上为热性惊风；如不发热或低热时出现反复抽搐则为癫痫。

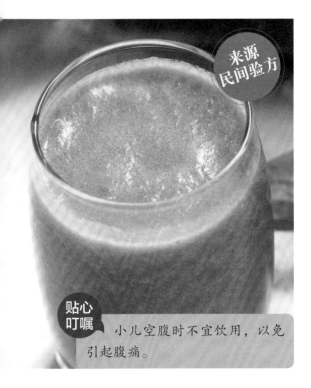

来源
民间验方

小儿空腹时不宜饮用，以免
引起腹痛。

偏方 3 番茄汁
可清热凉血

番茄味甘、酸，性凉，富含维生素，
能清热止渴、养阴凉血。小儿有急
惊风时，常饮番茄汁有较好的效果。

材料：番茄 300 克，蜂蜜适量。
制作：1.番茄洗净，切小丁。
　　　2.将切好的番茄丁放入果汁机
　　　中，加适量饮用水搅打，打好后
　　　加入蜂蜜搅拌均匀即可。

使用指南

每日 1 次，经常饮用。

偏方 4 睡莲根煮水
适用于小儿慢惊风

睡莲性味甘、平，无毒。可消暑，
清肺，安心神，解酒毒。

材料：睡莲根 9 克。
制作：睡莲根加水煎 15~20 分钟。

使用指南

每日 1 剂，分 2 次服下。

有发热、消化道溃疡的宝宝
不宜服用绿茶。

来源
民间验方

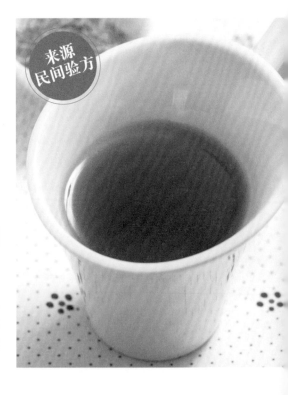

遗尿

Q 小儿遗尿是病吗？

A 小儿遗尿是指宝宝不自主的排尿，大多数宝宝在3岁以后夜间便不再遗尿，但如果3岁以上还在尿床，次数达到1个月2次以上，就不正常了。轻者隔数夜1次，重者每夜1次，多发生于夜间熟睡时，多由于宝宝体质虚弱和不良习惯所致。长期遗尿的宝宝可出现面色萎黄、精神不振、消化功能减弱等症状，而且心理也会受到影响。

偏方 1

银杏有收缩膀胱括约肌的作用；羊肾可用于肾虚劳损、尿频、遗尿等。二者合用煮粥，十分适合遗尿的宝宝。

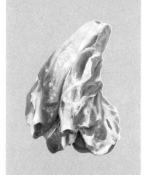

使用指南

每日2次，温热吃。

同材不同样

也可以将银杏和黄豆一起榨成豆浆，煮熟后饮用。

银杏羊肾粥

补肾止遗

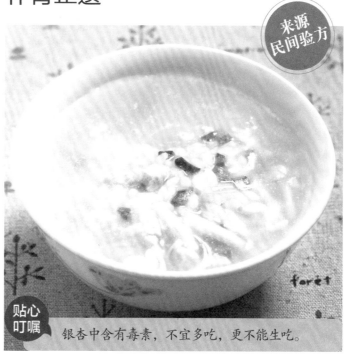

来源
民间验方

贴心
叮嘱　银杏中含有毒素，不宜多吃，更不能生吃。

材料：银杏15克，羊肾1个，羊肉、粳米各50克，葱白3克。

制作：1.银杏、粳米淘净；羊肾、羊肉洗净，切成细丁；葱白洗净，切成小段。

2.一起放入锅内，加适量水熬粥，待肉熟米烂成粥时，即可。

偏方 **2**

核桃有补血养气、补肾填精、止咳平喘、润燥通便等功效，适用于肾虚腰痛、遗精、健忘、耳鸣、尿频等症。蜂蜜也是一种营养丰富的天然滋养食品，有滋养润燥、解毒养颜、润肠通便的功效。

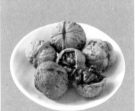

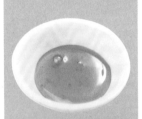

使用指南

晾凉，蘸蜂蜜食用，每日2次，每次1个核桃即可。

同材不同样

可以将核桃仁碾碎，加水和1小勺粗糖，睡前饮用。

核桃蜂蜜
治宝宝遗尿有奇效

来源
民间验方

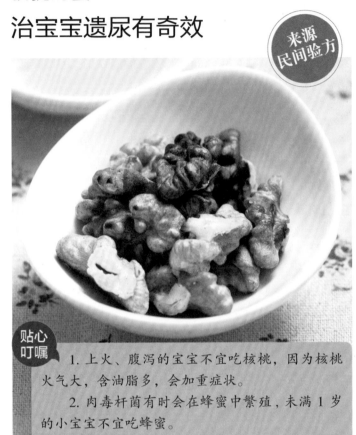

**贴心
叮嘱**

1. 上火、腹泻的宝宝不宜吃核桃，因为核桃火气大，含油脂多，会加重症状。

2. 肉毒杆菌有时会在蜂蜜中繁殖，未满1岁的小宝宝不宜吃蜂蜜。

3. 常流鼻血的宝宝不宜饮用核桃仁加粗糖水。

材料： 核桃肉100克，蜂蜜15克。

制作： 将核桃肉清理干净，放入锅内干炒，待核桃肉发焦时，即可盛出。

疗效揭秘

宝宝吃了核桃蜂蜜，不再尿床

以前宝宝尿床没觉得有什么问题，以为小孩子哪有不尿床的，查书一看才知道宝宝尿床是因为体质虚，是肾功能不强的表现，然后开始给宝宝吃核桃蜂蜜，宝宝很爱吃，半个月后就不再尿床了。

偏方 3

韭菜的种子，有温补肝肾之功效，适用于阳痿遗精、腰膝酸痛、遗尿、尿频、白浊带下等症。

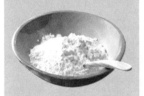

使用指南

早晚各吃 1 次，连吃 5 天。

同材不同样

将韭菜子面团放入烤箱中，烤熟后食用。

韭菜子饼
温肾止遗

来源《中药大辞典》

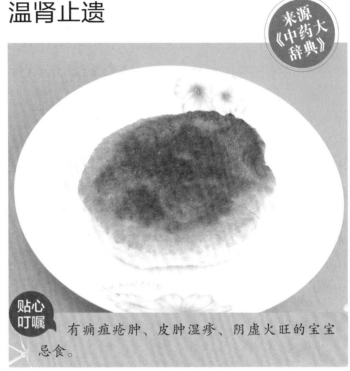

贴心叮嘱 有痈疽疮肿、皮肤湿疹、阴虚火旺的宝宝忌食。

材料： 韭菜子 10 克，面粉 60 克。

制作： 将韭菜子研为细末，面粉加适量水，再加入韭菜子末，和面成团，放入平底油锅中，烙成小饼。

 家 / 庭 / 医 / 生

1. 平时可进食有补肾缩尿功能的食物，如虾、羊肉、山药等，要长期坚持。

2. 饮食不宜过咸过甜，忌食生冷的食物。

3. 可在白天锻炼孩子的排尿功能，帮助孩子延长 2 次尿间隔的时间，以增加膀胱的容积。

4. 孩子尿床后，父母不应斥责，以免使得孩子在心理上产生恐惧感，不但不利于病情的恢复，还很有可能加重尿床发生的频率。

疳积

Q 小儿疳积是怎么回事？

A 疳积主要是由于喂养不当或者某些疾病，如腹泻、腭裂、寄生虫等，使脾胃受损，引起蛋白质或热量摄入不足导致营养不良，表现为全身虚弱、消瘦面黄、毛发发枯等慢性病证。小儿易生疳积，主要是由于宝宝生长发育迅速，脏腑娇嫩，机体的生理功能尚未成熟完善。如果给宝宝吃得很多，饮食不节制，就会出现消化功能紊乱，导致疳积的发生。

偏方 1

此粥有健脾止泄、消食导滞的功效，适用于小儿脾胃虚弱、小儿疳积、消化不良、大便稀溏等症状。

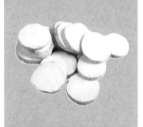

使用指南

每天 2 次。

小米山药粥

消食导滞

来源
民间验方

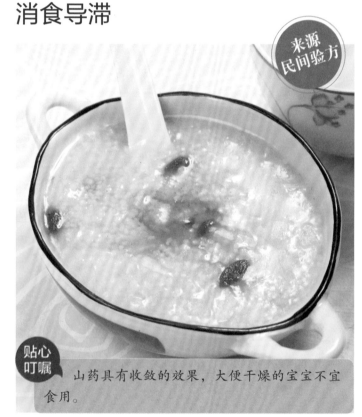

贴心叮嘱　山药具有收敛的效果，大便干燥的宝宝不宜食用。

材料： 干山药 45 克（或鲜山药 100 克），小米 50 克，枸杞子、红糖各适量。

制作： 将山药洗净，切小片，与小米同煮为粥，待熟时加枸杞子和红糖适量调匀即可。

偏方 2

此方能健脾生血、补养肝肾、养血明目、宁心养神。主治小儿疳积身体虚弱，对疳积双目羞明、血不营目者尤为适宜。

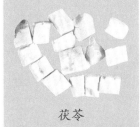

茯苓

每日分 2 次吃，吃肝喝汤。

同材不同样

也可用猪肝煮。

茯苓煮鸡肝

健脾生血

来源
民间验方

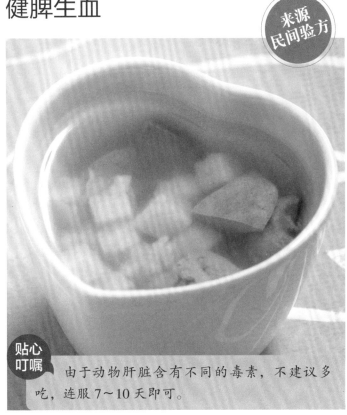

贴心叮嘱

由于动物肝脏含有不同的毒素，不建议多吃，连服 7~10 天即可。

材料：鸡肝 30 克，茯苓 10 克。
制作：鸡肝和茯苓洗净后一起加适量水煮熟。

家 庭 医 生

宝宝疳积要从预防开始：

1.喂养方面应注意遵循先稀后干，先素后荤，先少后多，先软后硬的原则。

2.营养丰富，合理搭配，养成良好的饮食习惯，不要养成吃零食的坏习惯。少吃寒凉食物，因为寒凉食物最伤孩子脾胃，容易造成脾胃虚寒、脾胃不和等证。

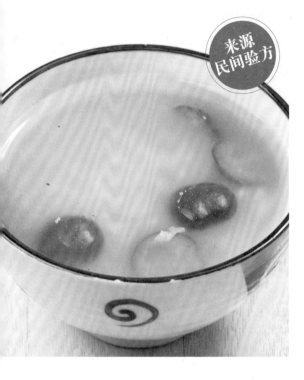

来源
民间验方

偏方 3 山楂鸡内金粥
健脾开胃，消食化滞

山楂有健脾开胃、消食化滞、活血化痰的效果；鸡内金对于消化不良、小儿疳积等症，效果极佳。

材料： 生山楂 10 个，鸡内金 10 克，粳米、白糖各适量。

制作： 山楂洗净，去核，切片，鸡内金研为粉末；将山楂片、鸡内金粉与粳米一起放入锅中，加适量水，熬煮成粥。

使用指南
根据宝宝口味调入白糖，早晚各 1 次。

偏方 4 焦黄锅巴
主治小儿疳积

此方对宝宝疳积、伤乳、乳积导致的吐奶有很好的功效。

材料： 大米 15 克。

制作： 大米炒至焦黄，加 1 杯水煎 15 分钟。

使用指南
每日服用 2 次。

贴心
叮嘱

如果觉得宝宝对整粒的大米不好消化，也可以将大米研成粉。

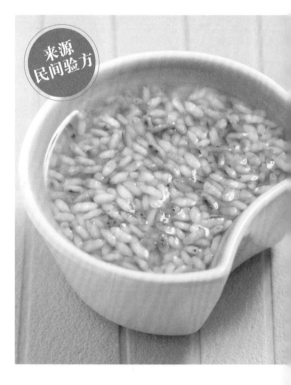

来源
民间验方

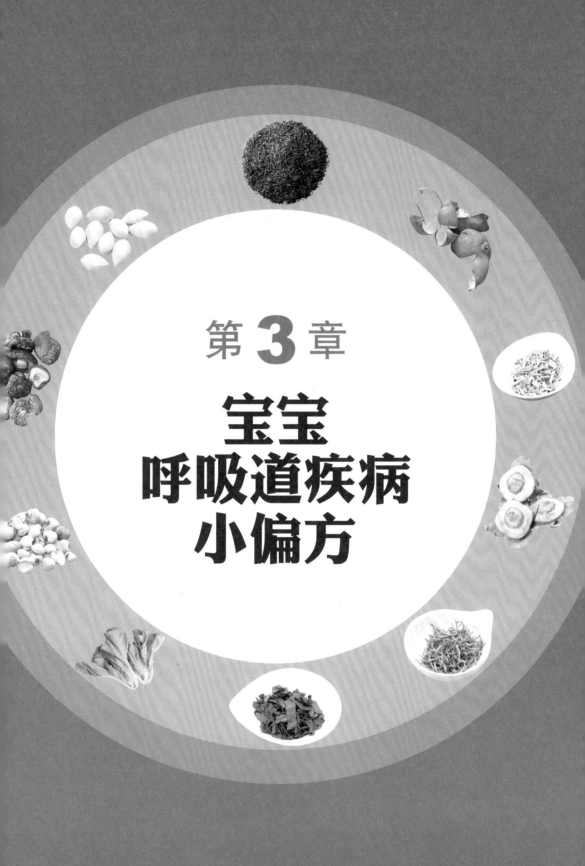

第 **3** 章

宝宝
呼吸道疾病
小偏方

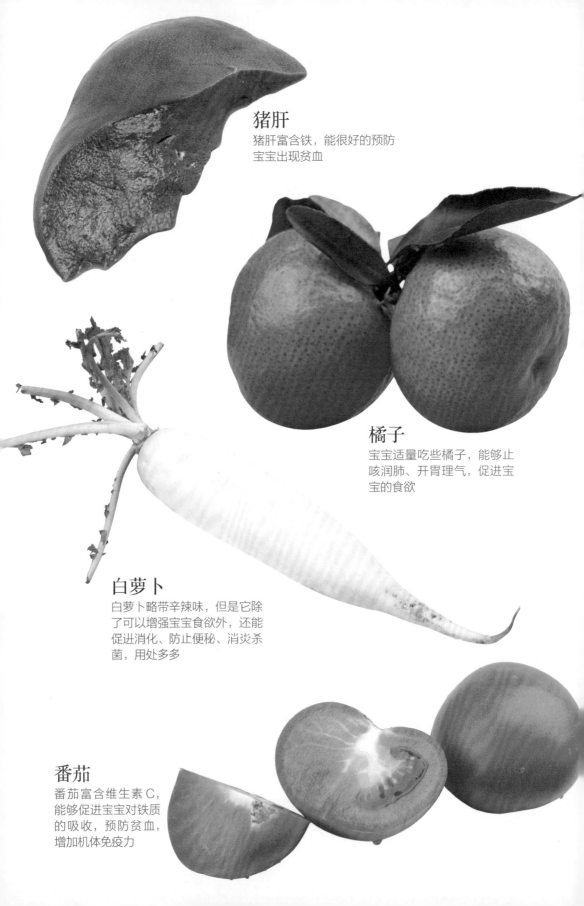

猪肝
猪肝富含铁，能很好的预防
宝宝出现贫血

橘子
宝宝适量吃些橘子，能够止
咳润肺、开胃理气，促进宝
宝的食欲

白萝卜
白萝卜略带辛辣味，但是它除
了可以增强宝宝食欲外，还能
促进消化、防止便秘、消炎杀
菌，用处多多

番茄
番茄富含维生素C，
能够促进宝宝对铁质
的吸收，预防贫血，
增加机体免疫力

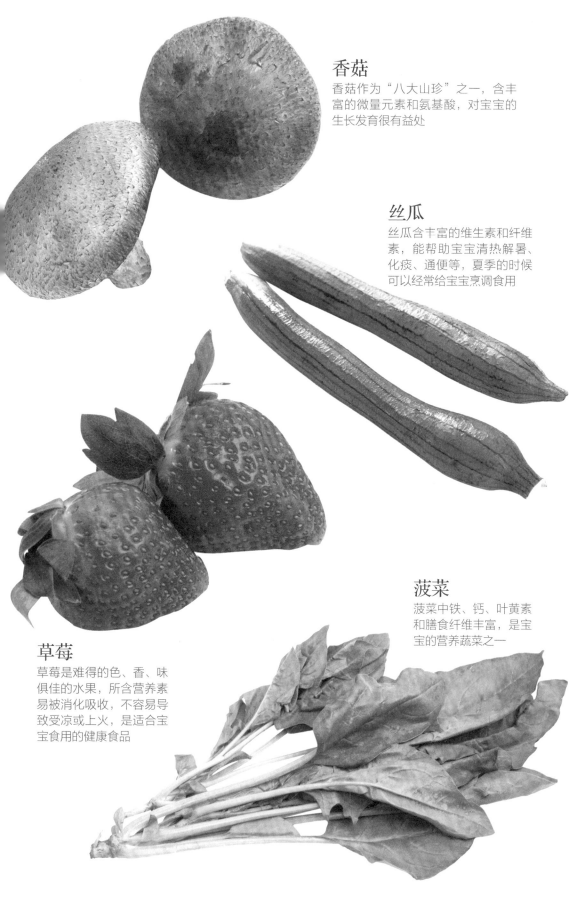

香菇

香菇作为"八大山珍"之一，含丰富的微量元素和氨基酸，对宝宝的生长发育很有益处

丝瓜

丝瓜含丰富的维生素和纤维素，能帮助宝宝清热解暑、化痰、通便等，夏季的时候可以经常给宝宝烹调食用

菠菜

菠菜中铁、钙、叶黄素和膳食纤维丰富，是宝宝的营养蔬菜之一

草莓

草莓是难得的色、香、味俱佳的水果，所含营养素易被消化吸收，不容易导致受凉或上火，是适合宝宝食用的健康食品

Q 宝宝感冒的原因有哪些？爸爸妈妈们该如何应对？

A 宝宝受凉、穿衣过多、患有某些疾病以及流感传染等，都是导致宝宝感冒的常见原因，宝宝可能出现打喷嚏、流鼻涕、咳嗽、鼻塞等症状。这时，爸爸妈妈们可以自己先帮助宝宝做些调理。如宝宝风热感冒，可以做些绿豆粥，如果是风寒感冒，可以煮些生姜红糖水。另外，给宝宝多喝水，充分休息，保证屋子空气湿润流通等。

感冒

偏方 1

白菜根有养胃生津、清热除烦、通便等功效；绿豆则性甘凉，能清热除烦、解毒利便。两者一同煮汤饮用，对小儿风湿感冒有很好的效果。

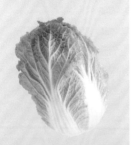

使用指南
食豆饮汤，每日1次。

同材不同样
也可以用白菜帮煮水饮用，适当加些糖帮助宝宝饮用。

白菜绿豆饮

清热解毒

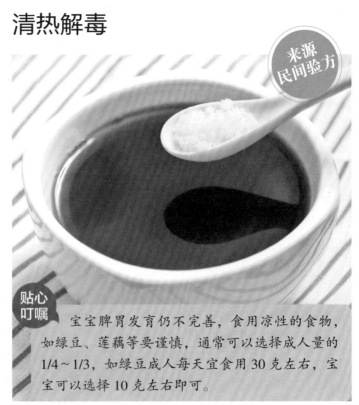

来源
民间验方

贴心叮嘱 宝宝脾胃发育仍不完善，食用凉性的食物，如绿豆、莲藕等要谨慎，通常可以选择成人量的1/4~1/3，如绿豆成人每天宜食用30克左右，宝宝可以选择10克左右即可。

材料：白菜根适量，绿豆30克，白糖适量。

制作：1. 白菜根洗净、切片；绿豆洗净。

2. 绿豆入锅加水煮至半熟，然后加白菜根片同煮。

3. 至绿豆开花、菜根熟烂即可，取汤，加入少量白糖调味。

偏方 2

金银花粥

疏散风寒

金银花性寒，有清热解毒、疏散风热的效果，对流感病毒有一定的抑制作用。与淡豆豉一起煮粥食用，对治疗宝宝的风热感冒很有效果。

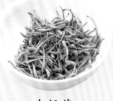

金银花

来源民间验方

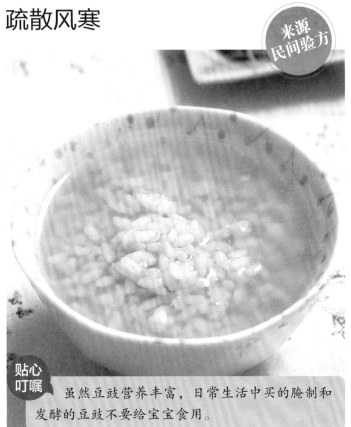

贴心叮嘱
虽然豆豉营养丰富，日常生活中买的腌制和发酵的豆豉不要给宝宝食用。

材料： 金银花、淡豆豉各 9 克，大米 50 克。

制作： 金银花和淡豆豉用水煎汁，去渣后，用汤汁同大米一同煮粥即可。

使用指南

佐餐食用或单独食用，每日 1 次。

同材不同样

也可将金银花煮水，然后加入适量蜂蜜饮用，适合 1 岁以上的宝宝。

疗效揭秘

宝宝喝了金银花粥，感冒好得很快

我家宝宝今年 1 岁半了，上个月闹感冒，老打喷嚏、流很脓的鼻涕，发高烧，鼻塞很严重，宝宝食欲也下降了。就给宝宝做了几天的金银花粥，每天晚饭给他吃 1 小碗。后来发现，宝宝感冒越来越轻了，喝了三四天就好得差不多了。

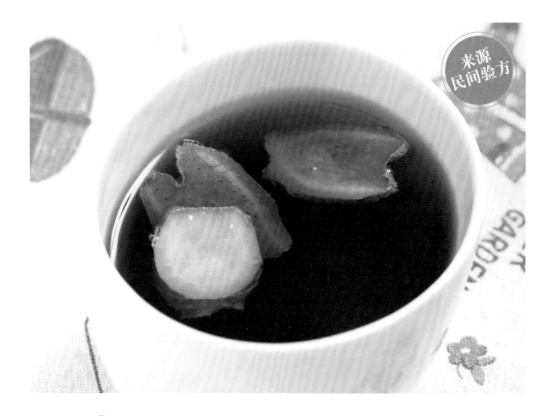

来源
民间验方

偏方 **3** 姜醋饮
抗流感

此方对流感有很好的抵抗疗效，可以适当给宝宝饮用，还能帮助宝宝健胃、暖体、助消化。

材料： 带皮生姜 3 片，米醋 1 汤匙，红糖适量。

制作： 将生姜、米醋和适量红糖一起用开水冲泡，5 分钟即可。

使用指南
每日 1 次，饮用。

同材不同样
也可用米醋和白萝卜片一起冲泡食用。

贴心叮嘱

1 岁以内的宝宝最好不要直接用生姜。此方可用于轻度的风寒感冒，风热感冒的宝宝就不适宜食用了。

 ### 家 / 庭 / 医 / 生

宝宝躺在床上，妈妈隔着衣服在其背部轻轻搓热，能起到预防感冒的作用。如果宝宝出现轻度的鼻塞，可将宝宝耳朵稍稍搓红，对治疗鼻塞很有好处。

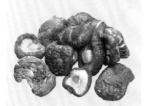

偏方 4

干香菇是一味自古就用来治疗感冒的良药，它所含的成分中有抗病毒物质，能够缓解感冒引起的发热、咳嗽等症状。

香菇汁
治感冒良药

来源
民间验方

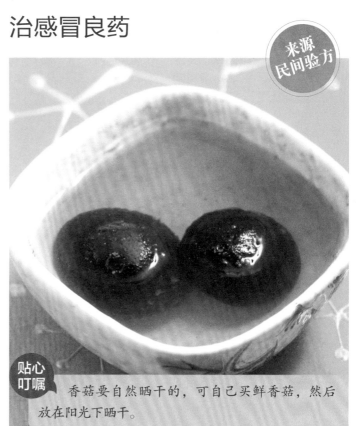

贴心叮嘱 香菇要自然晒干的，可自己买鲜香菇，然后放在阳光下晒干。

材料： 干香菇 3 朵，冰糖适量。

制作： 1. 干香菇洗净，放入温水中泡开。

2. 待香菇软后，将香菇和浸泡过的水一同煮至水剩下一半的量，用冰糖调味即可。

使用指南

以上为 1 日的量，分几次服用。香菇最好研碎给宝宝食用。

同材不同样

也可以将干香菇完全晒干后研成末，用沸水加入适量甜味剂泡茶饮用。

家庭医生

1. 少给宝宝吃煎炸、快餐食物。

2. 日常鼓励宝宝多外出运动，晒太阳，有助于增强其免疫力。

3. 给宝宝穿衣服要适宜，家长们不能自己觉得冷就多给宝宝穿衣服。通常以宝宝不出汗、手脚温热为宜。

咳嗽

Q 宝宝咳嗽通常是什么引起的呢？

A 正常的咳嗽本身是一种保护性的反射动作。宝宝通过咳嗽，可以把呼吸道中的"垃圾"——痰清理出来。但是如果咳得过于剧烈，宝宝会把吃进去的奶、饭、菜都一股脑地吐出来，那它就失去了保护意义。咳嗽是宝宝呼吸道常见病症，一般多在冬、春季发病，发病年龄多在 1～3 岁。因此，对于宝宝的咳嗽，爸爸妈妈要鉴别是何种原因引起，再对症处理。

偏方 1

大蒜可温中消食、暖脾胃，对治疗寒性咳嗽、肾虚咳嗽效果非常好。冰糖可润肺止咳，对肺燥咳嗽、干咳无痰、咯痰带血都有很好的辅助治疗作用。

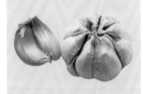

使用指南
1 次小半碗，1 天 2～3 次。

同材不同样
也可用大白菜根加入冰糖，水煎服用。

糖蒜水

治风寒咳嗽

来源
民间验方

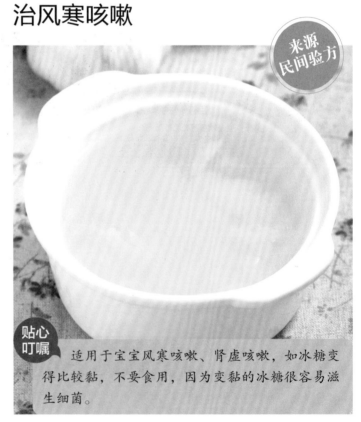

贴心叮嘱　适用于宝宝风寒咳嗽、肾虚咳嗽，如冰糖变得比较黏，不要食用，因为变黏的冰糖很容易滋生细菌。

材料：大蒜 2～3 瓣，冰糖 1 粒。

制作：1. 大蒜瓣洗净，拍碎，放入碗中。

2. 加入半碗水，放入冰糖，碗盖盖儿，放入锅中隔水蒸；大火烧开后，用小火蒸 15 分钟左右。

偏方 2

川贝雪梨

治风热咳嗽

来源
民间验方

雪梨有清热、化痰、止咳的功效，川贝入心肺经，可以清热散结，冰糖能治疗热证，三者结合对治疗风热咳嗽有较好的效果。

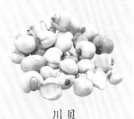

川贝

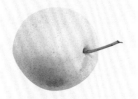

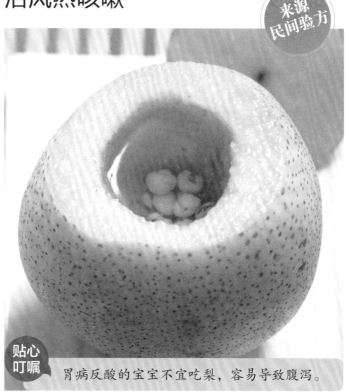

贴心
叮嘱

胃病反酸的宝宝不宜吃梨，容易导致腹泻。

材料：雪梨 1 只，川贝 2 克，冰糖适量。

制作：1. 将梨洗净，靠柄部横断切开，挖空去核，放入川贝、冰糖。

2. 将梨拼好，放入碗中，隔水蒸 30 分钟左右。

使用指南

喝水吃梨，分 2 次吃。

同材不同样

也可单独煮梨食用，功效相对较弱。

疗效揭秘

宝宝爱吃，咳嗽好得很快

宝宝最近经常咳嗽，而且舌苔淡黄，医生说有点风热咳嗽，但是宝宝对吃药很抗拒，就开始给他吃川贝雪梨，因为梨软软的口感很好，而且因为加了冰糖宝宝很喜欢，后来发现，宝宝咳嗽越来越轻了，吃了 1 周就好得差不多了。

偏方 3

石菖蒲性辛温，味苦除湿，主入心、胃二经，既能除痰利心窍，又能化湿开胃。

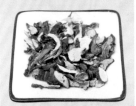

石菖蒲

石菖蒲煎汁

治久咳

来源
民间验方

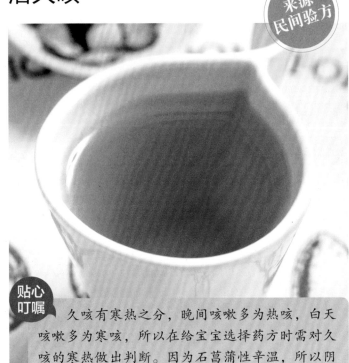

贴心叮嘱

久咳有寒热之分，晚间咳嗽多为热咳，白天咳嗽多为寒咳，所以在给宝宝选择药方时需对久咳的寒热做出判断。因为石菖蒲性辛温，所以阴虚血热者不宜服用。

材料： 石菖蒲 8 克。

制作： 1. 将石菖蒲加水 250 毫升用大火煮沸，然后文火煎 20 分钟，取汁 100 毫升。

2. 再加水 200 毫升，开始第 2 次煎，取汁 100 毫升。2 次煎汁混合服用。

使用指南

每日 1 剂，分 3 次服用。

同材不同样

如果痰多清稀，可以加上 5 克白前。

 家 庭 医 生

宝宝患风热咳嗽时，妈妈可以给宝宝在饮食上做出调整，可常吃冬瓜汤、炒丝瓜、炒藕片、炒苦瓜，有助于祛火、消内热、止咳。应少吃上火食物，睡前给宝宝搓搓脚心。

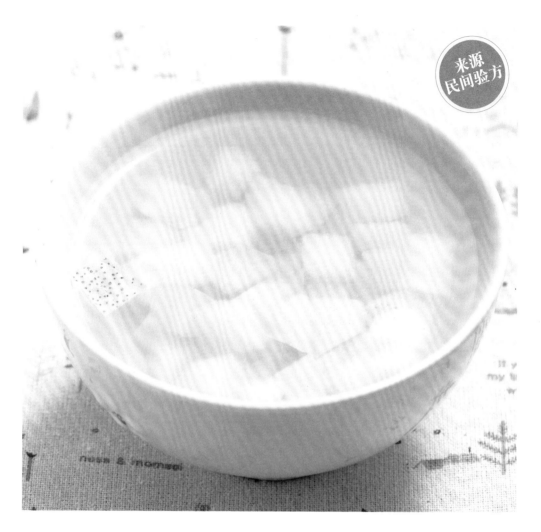

来源
民间验方

偏方 4 白萝卜雪梨水
治肠胃热咳嗽

白萝卜具有较强的消炎、止咳作用，可补气顺气。并且含有丰富的的维生素和钙、磷、铁等矿物质。

材料：雪梨 1 个，白萝卜半个。

制作：将白萝卜和雪梨洗净切块，加水煮 15~20 分钟。

贴心
叮嘱

偏寒体质者、脾胃虚寒者不宜多食。

使用指南

当水喝。

小儿肺炎

Q 宝宝很容易得肺炎么？得了肺炎有哪些表现？

A 宝宝得肺炎一年四季都有可能发生，春季和冬季更常见，3
岁以内的婴幼儿发病率较高。肺炎临床表现为发热、咳嗽、
气促、呼吸困难和肺部细湿啰音，也有不发热而咳喘重者。
营养不良的宝宝容易得肺炎，感冒等疾病治疗不及时也容易
转成肺炎。

偏方 1

橄榄和萝卜同食可以清热降火、化痰止咳，对于宝宝肺炎发热、咳嗽、痰黄黏稠有很好的疗效。

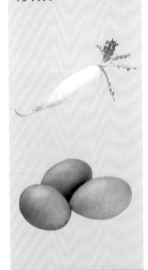

使用指南

佐餐或单独食用，每日1次，坚持1~2周。

橄榄萝卜粥
止咳化痰

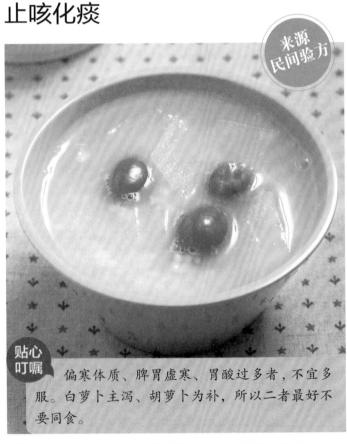

来源
民间验方

贴心叮嘱

偏寒体质、脾胃虚寒、胃酸过多者，不宜多服。白萝卜主泻、胡萝卜为补，所以二者最好不要同食。

材料：白萝卜100克，青橄榄30克，糯米50克。

制作：1. 橄榄洗净去核，萝卜洗净切片。

　　　　2. 加水，连同糯米一起放入锅中熬成粥。

偏方 2

白茅根味甘性寒，善清肺、胃之热，因它有利水作用，能导热下行。莲藕适用于治疗咳嗽咯血、热病口渴等症。二者合食，有清热止咳的功效。

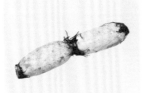

鲜茅根

鲜藕茅根水
清热止咳

来源
民间验方

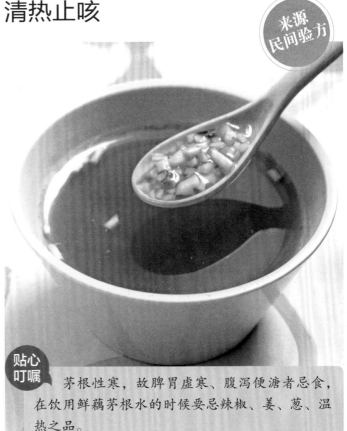

贴心
叮嘱

茅根性寒，故脾胃虚寒、腹泻便溏者忌食，在饮用鲜藕茅根水的时候要忌辣椒、姜、葱、温热之品。

材料：鲜藕 200 克，鲜茅根 150 克。
制作：将鲜藕和鲜茅根洗净后切碎，加水煮 10 分钟左右即可。

疗效揭秘

给宝宝喝鲜藕茅根水，肺炎好得很快

按照偏方给宝宝煮了鲜藕茅根水，每天早午晚喝 3 次，连喝了七八天，咳嗽就明显好转了，喝到 10 天左右基本就好了。但是还要提醒父母，宝宝肺炎严重的话应该及时就医。

使用指南
每日 4~5 次。

同材不同样
也可以将 250 克鲜藕煮成汁，加 50 克蜂蜜调服。

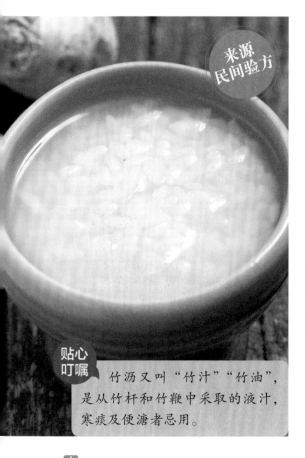

来源
民间验方

贴心
叮嘱

竹沥又叫"竹汁""竹油"，是从竹杆和竹鞭中采取的液汁，寒痰及便溏者忌用。

偏方 3 姜汁竹沥粥
清热降火

此粥有清热、化痰、降火的功效，可以作为宝宝肺炎早期的辅助治疗。

材料：姜汁1杯，鲜竹沥2杯，大米50克。

制作：先把大米煮成粥，然后加入姜汁和鲜竹沥汁，调匀，略煮片刻。

使用指南
每日4~5次。

同材不同样
也可取适量鲜竹沥，温热后代茶饮用。

家庭医生

艾灸大椎穴，防治宝宝肺炎。

艾灸大椎穴，能退热，能防治感冒、气管炎、肺炎等上呼吸道感染，还可用于肺气肿、哮喘的防治。且有助于提高宝宝的阳气、正气之功效！

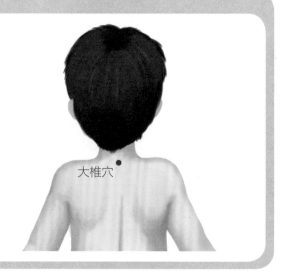

大椎穴

偏方 4

泥鳅肉质细嫩，营养价值很高，泥鳅体内还含有丰富的核苷，能提高身体抗病毒能力。

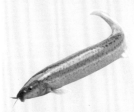

　　宝宝肺炎期间，如果吃了较多的抗菌消炎药或清热化痰药，容易导致肺气虚弱造成面色青白、汗多等症状，泥鳅汤适合肺炎后的身体修复。阴虚火盛者忌食；螃蟹与泥鳅相克，不宜同吃。

使用指南

喝汤，佐餐或单独食用，每日 1 次。

泥鳅汤
病后修复

来源
民间验方

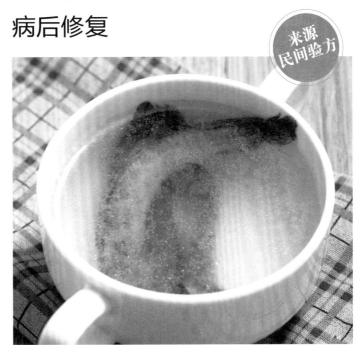

材料：鲜活泥鳅 100 克。

制作：1. 先用温水洗去泥鳅的黏液，去内脏，洗净。

　　　　2. 铁锅置火上，加少许植物油，将泥鳅煎成金黄色，加水 350 毫升，煮至剩余 130 毫升左右，加适量盐调味即可。

 ### 家 庭 医 生

日常生活中，父母要注意提前预防，让宝宝远离肺炎的侵害。

1. 在疾病流行的季节应少带宝宝串门，尽可能避免接触呼吸道感染的病人。

2. 让宝宝缓慢降热，不要把出汗的宝宝放到风口处凉快。

3. 体弱的适龄儿童可接种肺炎链球菌疫苗，平时多喝水，常去户外锻炼，提高身体免疫力。

支气管炎

Q 为什么宝宝会患上支气管炎呢?

A 支气管炎主要也是因受凉后感染引起的,冬春季节和气候骤然变化的时候发病率较高,感冒治疗不彻底也可以导致支气管炎。多发于2岁半以下的宝宝,大多数在1岁以内,病程为5~9天。支气管炎发作时,以喘憋为主,喘憋发作时呼吸明显增快,每分钟可达60~80次以上。症状比较严重时,宝宝常因不适而烦躁不安、呻吟不止,治疗时以止咳、化痰、平喘为主。

偏方 1

芥菜,又叫雪菜,性温,味辛,可宣肺化痰、温中利气,适用于寒饮内盛、咳嗽痰滞、胸膈满闷等症,非常适合患有支气管炎的宝宝煮粥食用。

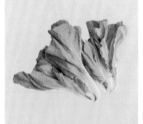

使用指南

佐餐或单独食用,温热服用,每日1次,坚持1周。

芥菜粥

温化痰饮

来源
民间验方

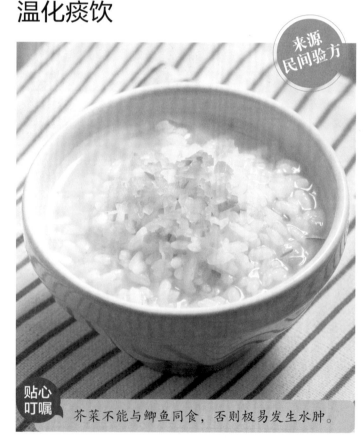

贴心叮嘱 芥菜不能与鲫鱼同食,否则极易发生水肿。

材料: 芥菜头适量,粳米50克。

制作: 芥菜头洗净,切碎,粳米洗净,将二者一起放入锅中,加适量水,熬煮成粥。

偏方 2

此粥有养阴润肺、宁心安神之功效，非常适用于支气管炎的宝宝食用，效果不错。

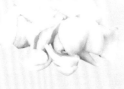

百合粥

健脾补肺，止咳定喘

来源《中国益寿食谱》

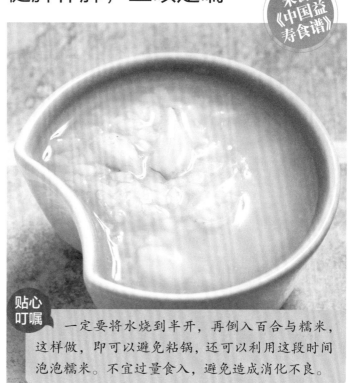

贴心叮嘱　一定要将水烧到半开，再倒入百合与糯米，这样做，即可以避免粘锅，还可以利用这段时间泡泡糯米。不宜过量食入，避免造成消化不良。

材料：鲜百合 20 克，糯米 50 克，冰糖适量。

制作：1. 锅中加入适量水，待水烧至半开时，倒入洗净的百合和糯米。

2. 当水再次烧开之后，转小火慢慢熬至米化汤稠时，调入适量冰糖即可。

疗效揭秘

百合粥对支气管炎的效果很神奇

宝宝患了支气管炎特别让人着急，听他咳嗽呼哧呼哧地喘，心里特别难受，试了很多偏方，宝宝最喜欢的还是百合糯米粥，加点冰糖，甜甜的、软软糯糯的，吃了 1 个月就好转了。

使用指南
早晚 2 次，温热服用。

同材不同样
也可以用大米跟百合一起煮粥。

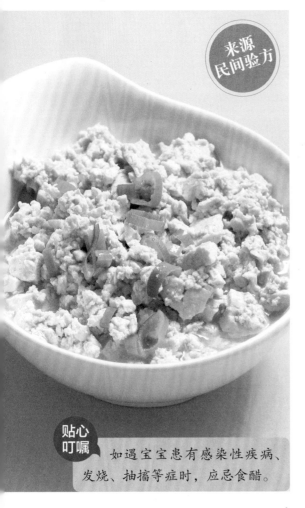

来源
民间验方

贴心
叮嘱

如遇宝宝患有感染性疾病、发烧、抽搐等症时，应忌食醋。

偏方 3 醋豆腐方
清热润燥，解热毒

豆腐为清凉滋补品，可补脾益胃、清热润燥、利小便、解热毒，适用于痰喘、百日咳、久痢、崩漏、吐血等；醋有散瘀止血、解毒杀虫之功。

材料： 豆腐 300 克，醋 50 毫升，葱花少许。

制作： 1. 锅置火上，放入少量植物油，烧热后倒入葱花及豆腐，用勺子将豆腐压成泥状，翻炒。

2. 然后加醋及少许水，继续翻炒，调入适量盐即可起锅。

使用指南

佐餐，趁热吃，每日 1 次，每次 50~100 克。

同材不同样

也可以将豆腐隔水蒸熟，加醋和适量盐拌匀食用。

家庭医生

妈妈可以用中医按摩手法作为辅助，缓解宝宝支气管炎的症状。

1. 清肺经：妈妈用大拇指指腹，从宝宝无名指指根推向指尖，5~10 分钟。

2. 推六腑：妈妈用并拢的食指和中指，从宝宝肘部推向手腕，5~10 分钟。

3. 宝宝趴在床上，妈妈推宝宝肩胛骨 100 次，按揉肺俞、大椎各 1 分钟；按揉膻中、丰隆穴各 2 分钟。

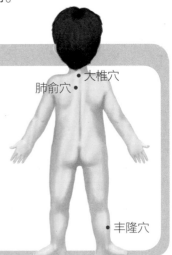

大椎穴
肺俞穴
丰隆穴

哮喘

A 哮喘不是天生的，但哮喘和遗传密切相关。父母有过敏性鼻炎或者三代内的直系亲属有哮喘，宝宝患哮喘的几率就会增大，但并不是绝对的。如果宝宝是过敏体质再加上周围有过敏原存在，就容易哮喘，过敏体质是遗传的结果，所以尽可能地改善宝宝周围的过敏环境，就能够减少哮喘病的发作。哮喘的首发症状一般出现在 3 岁之前，其中大部分发生在 1 岁以前。

偏方 1

白果仁归肺经，有敛肺定喘的功效，用于痰多喘咳。黄柏具有泻火解毒的功效，麻黄也具有平喘功效，适合宝宝支气管哮喘。

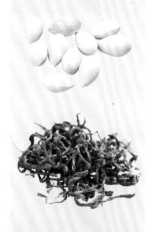

使用指南

每日 1 剂，分 2 次服用。

平喘茶

平喘止咳

来源
民间验方

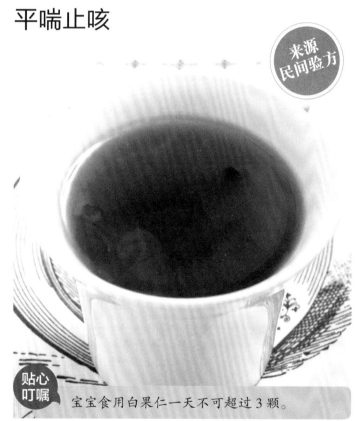

贴心叮嘱 宝宝食用白果仁一天不可超过 3 颗。

材料：白果仁 2 颗，黄柏 4.5 克，麻黄 3 克，茶叶 6 克，白糖 30 克。

制作：白果仁捣碎，和黄柏、麻黄、茶叶加水煎汁 15 分钟，用白糖调味。

偏方 2

乌贼骨粉

化痰敛气

乌贼骨又叫海螵蛸，是一味收敛固涩的中药。此方可化痰、定喘、敛气，辅助治疗小儿哮喘。

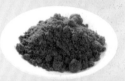

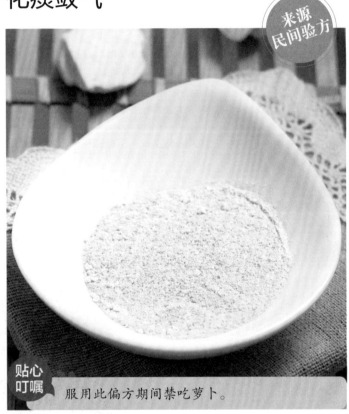

来源 民间验方

贴心叮嘱 服用此偏方期间禁吃萝卜。

材料： 乌贼骨 500 克，红糖 100 克。

制作： 把乌贼骨在砂锅中烘焙干后研成粉末，加红糖调匀。

疗效揭秘

用乌贼骨粉，宝宝哮喘好得很快

宝宝有点过敏体质，一到春季花开的时候就容易发生哮喘，每年到春天都让家人很担心。后来听一位老中医说，可以试试乌贼骨粉。于是我就给宝宝服用乌贼骨粉，连服半个月，后来发现宝宝过敏的症状明显有了好转。

使用指南

每日 3 次，每次 3~5 克，温水冲服。

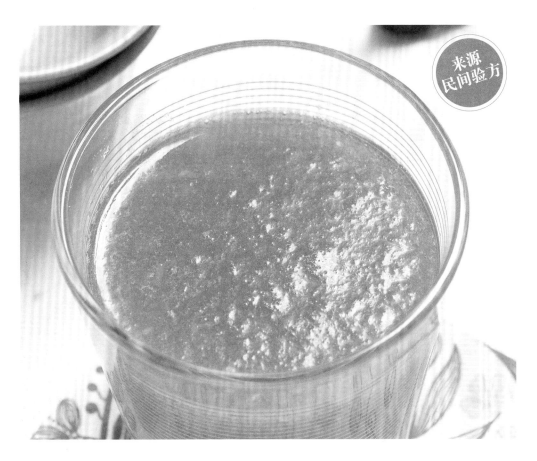

来源
民间验方

偏方 **3** 枇杷蜜汁
润肺止咳

润肺、化痰、止咳，可用于宝宝肺肾阴虚导致的哮喘。

材料： 新鲜枇杷 10 个，蜂蜜 50 克。

制作： 1. 枇杷洗净去蒂，去核，切小块。

2. 加适量凉白开水和枇杷块一起放入榨汁机，榨汁，加蜂蜜调匀。

使用指南

每日 3 次，每次 50~100 毫升。

贴心叮嘱
枇杷忌与小麦和黄瓜同时食用。

家 庭 医 生

宝宝哮喘诱因很多，所以提前预防更重要。平时经常带宝宝进行体育锻炼和户外活动，多呼吸新鲜空气，以增强体质。避免接触过敏原，如花粉、粉尘、螨虫等。注意颈部保暖，避免受凉，防止呼吸道感染。

偏方 4

白果性平，能清除肺部的浊气，有敛肺气、定痰喘的功效。搭配腐竹煮粥食用，能起到定咳化痰的作用，对哮喘的宝宝有益。

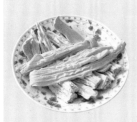

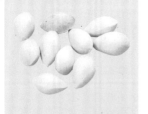

使用指南

单独食用。

腐竹白果粥

定咳化痰

来源
民间验方

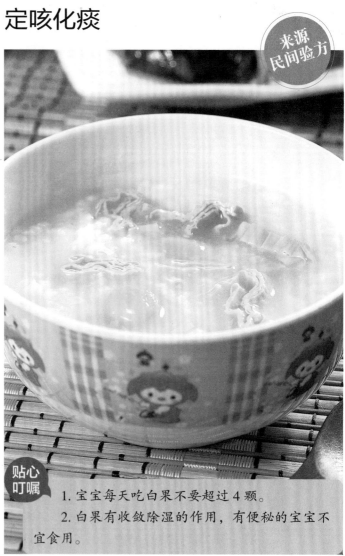

贴心叮嘱

1. 宝宝每天吃白果不要超过 4 颗。

2. 白果有收敛除湿的作用，有便秘的宝宝不宜食用。

材料： 水发腐竹 10 克，白果 3 粒，大米 100 克。

制作： 1. 大米淘净，白果去壳。

2. 锅中加水烧开，放入大米、白果和腐竹，烧沸后转小火煨煮熟即可。

呼吸困难

Q 宝宝呼吸困难是什么原因引起的?

A 天气变化时,宝宝容易受到呼吸道病毒感染,而出现咳嗽、流鼻涕等症状,进而会引起呼吸困难;宝宝对食物或药物过敏时,会造成呼吸困难甚至休克;有先天性心脏病的宝宝,有心脏衰竭情况也会引起呼吸困难。另外,如果妈妈没注意到宝宝把玩具塞进嘴里,卡到喉管时也会现呼吸困难。

偏方 1

此方法能清热消炎、解毒通窍,对各类鼻炎有特效,很适合由过敏性鼻炎引起的呼吸困难。

泡蒜醋熏

解毒通窍

来源
民间验方

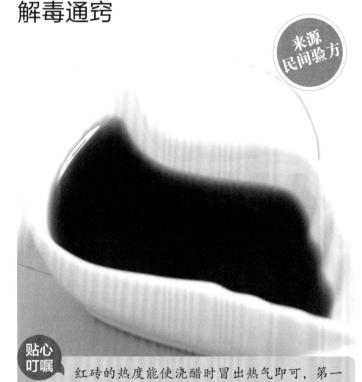

贴心叮嘱 红砖的热度能使浇醋时冒出热气即可,第一次妈妈先尝试下,避免温度过高刺激到宝宝。

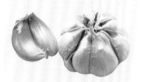

使用指南

每日 2 次,连用 1 周。

材料: 大蒜 1 头,陈醋 1 瓶。

制作: 1. 大蒜去皮放入陈醋中浸泡 2 天。

2. 找 1 块干净红砖,在火上烧热,浇两勺泡蒜醋会瞬间冒出热气,用鼻子吸热气。

偏方 2

葱白煮水
通感冒鼻塞

葱白豆豉水，辛温解表，发汗力强。葱白部分的黏液对鼻炎有治疗作用，能有效缓解因鼻炎引起的鼻塞，对于风寒感冒的宝宝鼻塞引起的呼吸困难，也有很好的缓解作用。

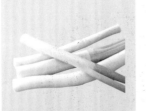

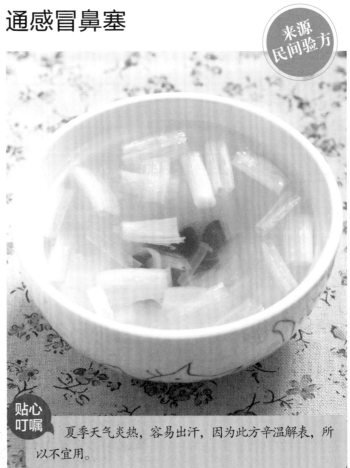

来源
民间验方

贴心叮嘱　夏季天气炎热，容易出汗，因为此方辛温解表，所以不宜用。

材料：新鲜葱白 3 个，豆豉 10 克。
制作：葱白拍碎，加豆豉和水煮 10 ~ 15 分钟，饮水。

使用指南
每日 4 次，每次 20 毫升。

同材不同样
可以用牛奶替代水，哺乳期的宝宝用母乳替代。

疗效揭秘

喝了葱白煮水，宝宝呼吸顺畅了

宝宝刚断奶的时候感冒了，可能是由于鼻涕比较多，宝宝小不会自己擤鼻涕，呼吸不顺畅，经常用嘴呼吸，然后给宝宝用牛奶煮葱白豆豉，连用两三天明显好转了。

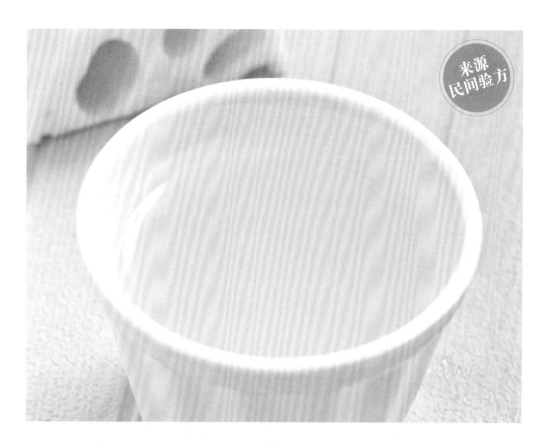

来源
民间验方

偏方 3 莲藕汁
通鼻塞

莲藕汁有收缩皮肤黏膜血管的作用，可通鼻塞，缓解呼吸困难。

材料： 莲藕 1 节。

制作： 莲藕洗净后捣碎成泥，用时从中吸取莲藕汁。

使用指南
睡前取汁 2~3 滴，滴入鼻孔。

同材不同样
将白萝卜榨出汁滴入鼻孔，也有通鼻塞、缓解呼吸困难的功效。

 贴心叮嘱
使用的汁液都是莲藕和白萝卜的原汁，制作时不要加水。

 家 庭 医 生

妈妈可以帮宝宝捏鼻子，用拇指和食指相对捏住鼻子两侧，力量适中，一捏一松，动作要有节奏，持续1~2分钟，可以缓解鼻塞引起的呼吸困难。

百日咳

Q 百日咳刚开始时，宝宝有什么表现呢？

A 百日咳是由百日咳杆菌导致的一类小儿常见的急性呼吸道传染病，呈阵发性痉挛性咳嗽，伴有特殊的吸气吼声，病程最长可达3个月左右，故称百日咳。在一开始，宝宝会出现类似感冒的症状，除咳嗽外，还可能有流涕、喷嚏、轻度发热的现象，或者只干咳，爸爸妈妈很可能会忽略。逐渐地，其他症状消失后，咳嗽加重，尤其是夜间很严重。

偏方 1

百部性微温，味甘苦，归肺经，有润肺止咳的效果。桑叶常用于风热感冒、头痛咳嗽、肺热燥咳等症，能起到清热疏风、清肺止咳的作用。

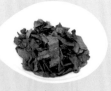

枇杷叶

使用指南

每日1剂，分成2次服用。

同材不同样

也可取生姜和百部，加适量蜜一同煎服。

桑叶枇杷汤

润肺止咳

来源
民间验方

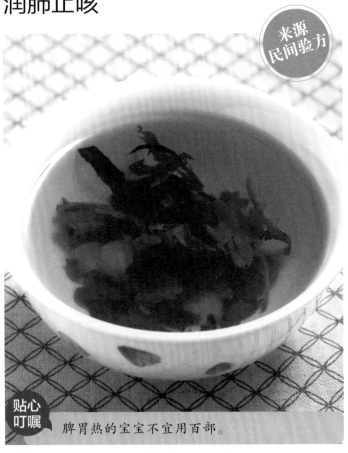

贴心叮嘱 脾胃热的宝宝不宜用百部。

材料：鲜桑叶、百部各15克，枇杷叶9克。
制作：将备好的材料用水煎10～15分钟即可。

偏方 2

贴肺俞穴与膻中穴
清肺止喘

肺俞穴主治肺脏的疾患，而膻中穴同样与肺有关，而且还能宽胸理气、清肺止喘，对咳嗽有很好的效果。

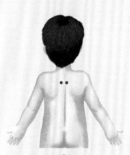

肺俞穴

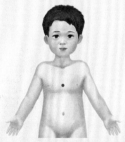

膻中穴

使用指南

将加有百部末的肤疾宁膏贴在肺俞穴和膻中穴，每日贴 10 小时，每日更换 1 次。

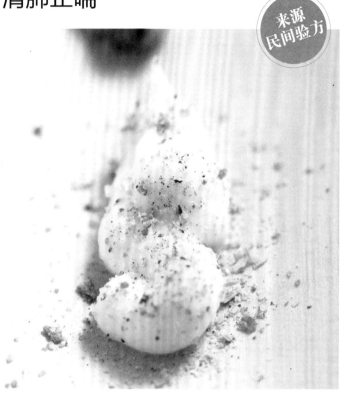

来源
民间验方

材料： 百部 20 克，肤疾宁膏。

制作： 将百部碾成粉末，然后放在肤疾宁膏的表面即可。

疗效揭秘

用了百部肤疾宁膏贴，侄女的百日咳好了

去年冬天去看侄女彤彤，结果发现她得了百日咳，咳嗽很厉害，尤其是晚上，把她妈妈急的，后来我给她妈妈说，可以用百部肤疾宁膏贴肺俞穴和膻中穴，对小儿的百日咳很有效。于是她妈妈给侄女用了，过了 2 天，她妈妈打来电话说彤彤百日咳缓解了好多呢，从电话中可以听出她的喜悦。

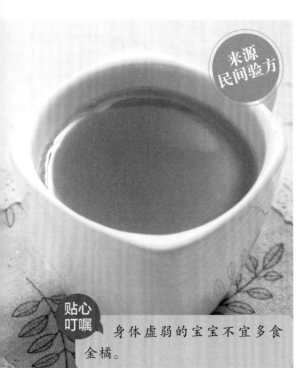

来源
民间验方

贴心
叮嘱
身体虚弱的宝宝不宜多食金橘。

偏方 3 咸金橘冰糖茶
润肺和胃

金橘含有金柑苷、维生素 C 等，有理气化痰、止咳的功效，冰糖能润肺和胃、止咳化痰。两者搭配能奏理气润肺之功效。

材料：咸金橘 2 个，冰糖适量。

制作：咸金橘用清水洗净，放入碗内捣烂。然后加入冰糖，用开水冲开，去渣即可。

使用指南
温热后给宝宝饮用，每日 1 小杯即可。

偏方 4 胡萝卜红枣汤
止咳润心肺

胡萝卜有健脾、化滞、止咳的功效，红枣能益气生津、润心肺，两者搭配一起熬汤，对宝宝百日咳很有效果。

材料：胡萝卜 200 克，红枣 12 颗，冰糖适量。

制作：胡萝卜洗净后切块，同红枣一同加水煮熟，用冰糖调味即可。

使用指南
喝汤食材，经常饮食，喝汤食材，每日 1 次，坚持 1 周。

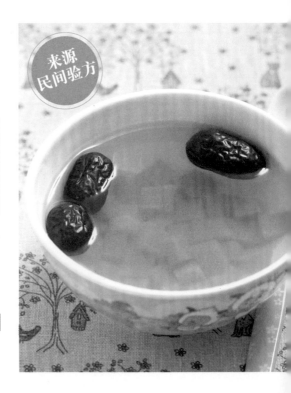

来源
民间验方

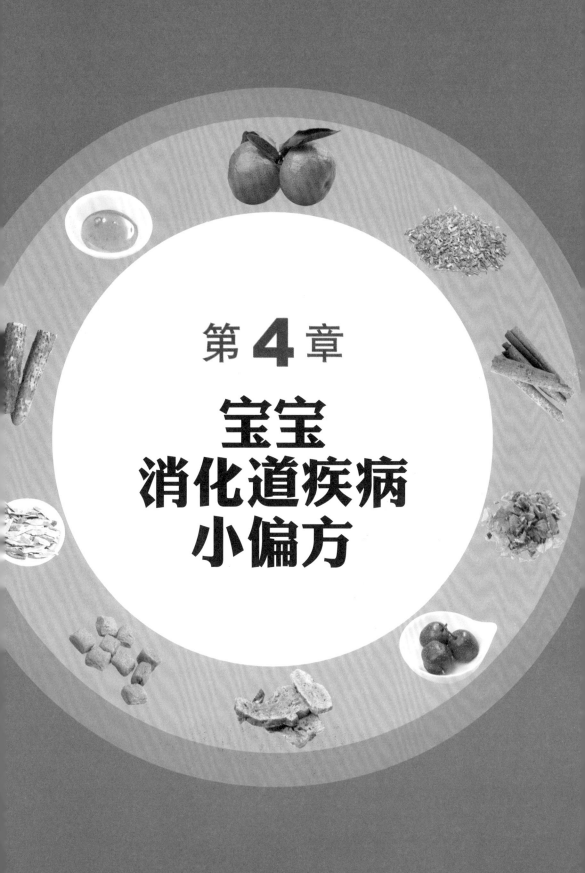

第 **4** 章

宝宝
消化道疾病
小偏方

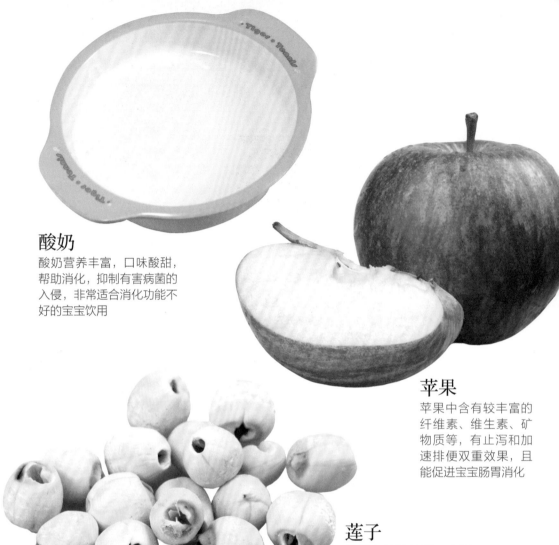

酸奶
酸奶营养丰富，口味酸甜，帮助消化，抑制有害病菌的入侵，非常适合消化功能不好的宝宝饮用

苹果
苹果中含有较丰富的纤维素、维生素、矿物质等，有止泻和加速排便双重效果，且能促进宝宝肠胃消化

莲子
莲子有补脾健胃、止泻、益肾涩精、补养心气等多种作用，适合肠胃功能不好的宝宝食用

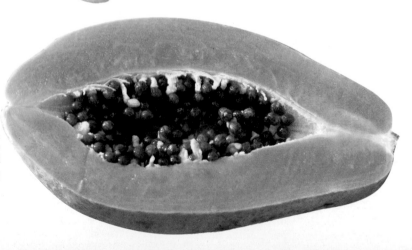

番木瓜
番木瓜含有番木瓜蛋白酶，能够分解脂肪酸，促进食物的消化和吸收

甘蓝

甘蓝被称为天然的"胃菜"，可见其对胃的有益性。甘蓝可以抵抗胃溃疡、保护胃黏膜，是世界卫生组织推荐的最佳蔬菜之一

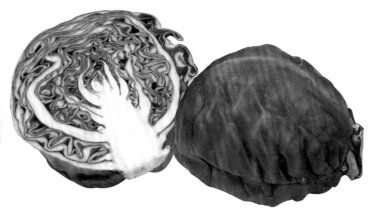

芥末

芥末有温化痰湿的效果，同其他菜类、面食一同食用，有温脾暖胃、助消化、祛湿化痰的效果

红薯

红薯富含膳食纤维，能帮助肠道蠕动，预防宝宝便秘的发生

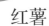

红枣

红枣有益气补脾、养血安神的效果，口味甘甜，还能防止宝宝出现贫血

腹痛

Q 孩子快上幼儿园了，最近说自己肚子疼是怎么回事？

A 孩子腹痛除了急性胃肠炎、肠梗阻、急腹症、寄生虫病等疾病之外，与精神过度紧张或过度兴奋等也有很大关系。如确定孩子是由于精神原因而出现肚子疼，这时不需要用药物治疗，可以让孩子多休息，多喝温水，给孩子敷热水袋等，并通过谈话等消除孩子心里的担忧。

偏方 1

此粥有消食导滞、理气止痛的作用，对小儿脘腹胀满、腹痛以及便秘有很好的辅助治疗效果。

使用指南

每日 1 次，温热食用。

莱菔子粥
理气止痛

来源
民间验方

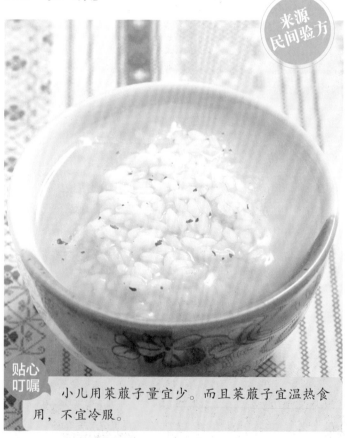

贴心叮嘱

小儿用莱菔子量宜少。而且莱菔子宜温热食用，不宜冷服。

材料： 莱菔子 5 克，大米 50 克。
制作： 莱菔子炒后，研成末，与大米一同煮粥即可。

偏方 2

此方对因受凉引起的腹痛有很好的效果，可以起到温中散寒、止痛止泻的效果。

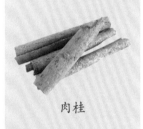

肉桂

敷肚脐疗法
温中散寒

来源
民间验方

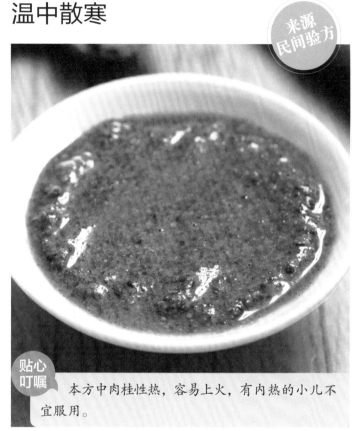

贴心叮嘱

本方中肉桂性热，容易上火，有内热的小儿不宜服用。

材料： 干姜、肉桂等量。

制作： 将材料研成末，取适量用温水调成膏。

使用指南

将做好的药膏放在肚脐位置，用胶布固定，隔天换药 1 次。

同材不同样

也可以单独将干姜研成末使用；或者同大米煮粥食用。

疗效揭秘

给孩子用敷肚脐疗法后，很快腹痛就止住了

上周，由于夜里肚子着凉，孩子早上起来哭喊着说肚子疼，早饭也不想吃，又怕去医院，不让给打针。后来，隔壁邻居的阿姨取出家里的干姜和肉桂，一起磨粉调成糊，给我家宝贝抹在肚脐上，然后用胶布固定，很快宝贝就说不疼了。

来源
民间验方

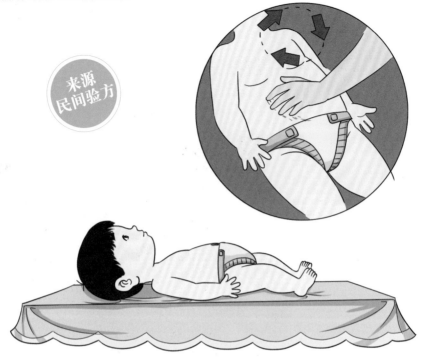

偏方 3 按揉腹部
缓解宝宝腹痛

此方法对小儿因为肠痉挛导致的腹痛有很好的预防和治疗效果，可以经常给宝宝进行按摩，对宝宝健康很有好处。

方法： 1. 小儿采取平卧位。

2. 以小儿腹部肚脐为中心，用左手四指或手掌做圆周按摩，按揉 50~100 次。

贴心
叮嘱

1. 按摩前，先让宝宝排空小便。如果小儿过饱或过饥，则不要进行。

2. 局部皮肤感染或腹腔内有急性炎症的小儿，不宜进行腹部按揉。

3. 按揉的手法要轻重适宜。

 家 庭 医 生

1. 宝宝肚子痛时，爸爸妈妈们要注意观察孩子是否伴有其他症状，如发热、腹泻、呕吐等；同时，看看孩子的大便是否正常，是否排气（放屁）并及时地进行处理。

2. 对于较小的宝宝，如果由于急性的炎症导致腹痛、腹泻、呕吐、脱水等，要及时到医院就诊。

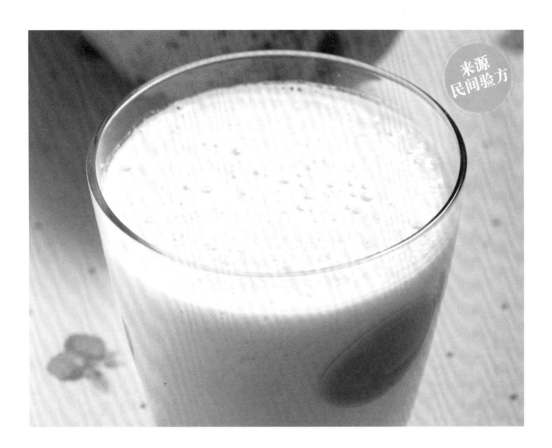

来源
民间验方

偏方 4 木瓜玉米奶
预防肠胃炎

现代医学发现，木瓜中含有一种酵素，有助于机体对食物进行消化和吸收。在饭后适量食用木瓜，可以预防胃溃疡、肠胃炎等，对宝宝而言，能促进消化和排便。

材料： 木瓜 200 克，熟玉米粒 100 克，牛奶 150 毫升。

制作： 1. 木瓜洗净，去皮和子，切小块。
2. 将木瓜、熟玉米粒和牛奶一起放入果汁机中搅打均匀即可。

贴心叮嘱

宝宝到七八个月大以后可以食用木瓜了，做成泥或者煮粥食用都是不错的选择。但是，太小的宝宝不宜食用。

使用指南

饭后 1 小时饮用，每日 1 杯。

同材不同样

也可用木瓜搭配大米煮粥给小儿食用。

腹泻

A 中医将腹泻分成四类：寒湿泻大便稀、颜色淡、有泡沫，可以吃温经散寒的食物，如生姜、胡椒等；湿热泻的宝宝尿少、二便颜色发黄、泻下急，马齿苋是很好的选择；伤食泻主要表现为不爱吃饭、肚子胀、口中有酸臭味，可选择焦山楂等健胃消食的食物；脾虚泻的孩子多不爱动、脸色发黄、食欲差、大便常有残渣，可选择山药、黄芪、菠菜等食物。

偏方 1

白胡椒有很好的散寒、健胃功效，对胃腹冷痛、肠鸣腹泻都有很好的缓解作用，很适合因消化不良而出现腹泻的小儿。

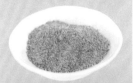

使用指南

1岁以下的宝宝每次0.3~0.5克，1岁以上的宝宝每次0.5~1.5克。每日3次，服用1~3天。

同材不同样

还可用胡椒末填入宝宝肚脐，外贴暖脐膏，1天换1次。

胡椒葡萄糖粉
治疗消化不良性腹泻

来源
民间验方

贴心叮嘱

如果宝宝伴有咽喉发炎、口腔溃疡，不宜使用本方。

材料： 白胡椒1克，葡萄糖粉9克。
制作： 胡椒研细末，和葡萄糖粉混匀，开水冲泡。

偏方 2

此粥有健脾益气、疏肝和胃、健脾固肠的功效，适合脾虚肝亢的小儿食用，对肝脾能进行很好的调理。

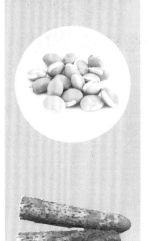

使用指南
每日2次，隔日1次。

同材不同样
山药40克，小米、黄米各20克，煮粥食用。

山药扁豆粥
疏肝和胃

来源民间验方

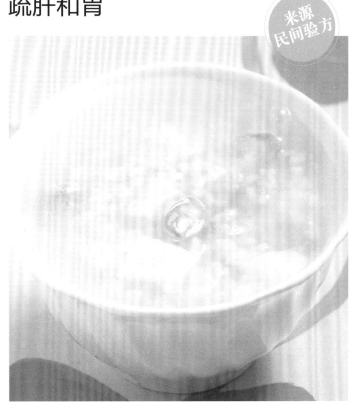

材料：山药100克，白扁豆50克，大米30克，盐少许。

做法：1.山药去皮、切块，上笼蒸10分钟；白扁豆、大米洗净。

2.材料放入锅中，加水煮成粥，最后用盐调味。

疗效揭秘

喝了山药扁豆粥，孩子拉肚子不见了

一次着凉感冒后，我家孩子就出现食欲下降，并有腹泻稀溏的症状，吃点东西就拉肚子。后来得知是脾虚肝亢，于是，听医生的建议，连续喝了几次山药扁豆粥。后来，孩子的腹泻症状真的逐渐消失了，胃口也慢慢变好了。

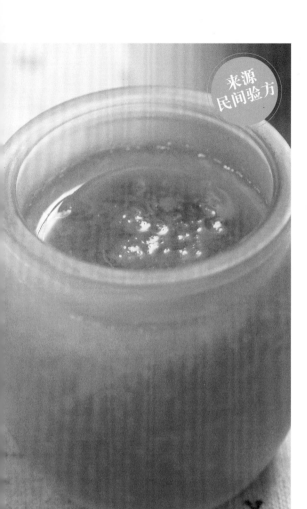

来源
民间验方

偏方 **3** 山楂糖浆
治疗婴幼儿腹泻

山楂中含有抑制细菌、治疗腹痛腹泻等成分，而且味道酸甜，适合婴幼儿出现腹泻时适量食用。

材料：山楂 360 克。

做法：山楂洗净、去核，加水制成 1 000 毫升的山楂糖浆。

使用指南

口服，每日 5~10 毫升，每日 2 次。

同材不同样

山楂 45 克，鸡内金 15 克，红糖 60 克。红糖放到锅内加热溶化，放入洗净去核的山楂和鸡内金细末搅拌均匀，加热至全部溶化取出，冷却，切成条状，饭前服用。

贴心
叮嘱

食用本方的同时，要注意让宝宝少吃油腻的食物。

 家庭医生

6 个月以内的宝宝，发生腹泻要给予充足的液体补充，以免出现脱水，可以选择米汤加盐溶液（500 毫升米汤加 1 克盐），4 小时内服完，以后随时服用；也可以选择糖盐水（500 毫升清水加 1 克糖、1 克盐）。如果宝宝是母乳喂养，要减少哺乳次数，缩短哺乳时间，待腹泻好转后再逐渐恢复。另外，家长们要及时给宝宝更换尿布。

对于 6 个月以上的孩子，要适当增加蔬菜、鱼等，不吃油腻、生冷的食物，并培养其养成良好的卫生习惯。

偏方 4 苹果酱
促进肠道蠕动

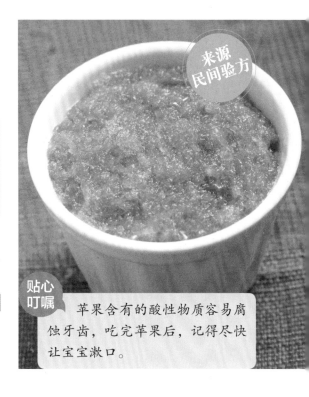

来源 民间验方

苹果含有食物纤维果胶，能够帮助刺激肠道、促进肠道的蠕动，还能改善通便的作用，预防宝宝腹泻和便秘。

材料： 苹果半个，蜂蜜少量。

做法： 苹果洗净、连皮擦碎，然后加入少量蜂蜜调匀即可。

使用指南

早饭前 30 分钟食用。

贴心叮嘱 苹果含有的酸性物质容易腐蚀牙齿，吃完苹果后，记得尽快让宝宝漱口。

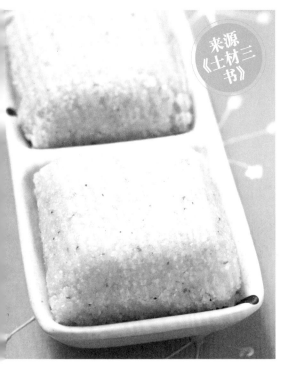

来源 《土材三书》

偏方 5 莲肉糕
止泻固肠

莲子有止泻固肠、健脾补胃的作用，搭配糯米和茯苓，能补脾益胃，适合腹泻的宝宝适量食用。

材料： 莲子 200 克，糯米 200 克，茯苓 100 克（去皮），白糖适量。

做法： 将材料共研为末，加白糖拌匀，加水搅成糊状，上锅蒸熟，压成平块即可。

使用指南

当做饭后甜点食用，每日 1~2 次，适量进食。

呕吐

Q 宝宝呕吐的常见原因有哪些?

A 1.进食过量、宝宝对母乳或奶粉过敏以及乳糖吸收不良等。

2.疾病：幽门狭窄，通常出现在出生后不久，吃奶后剧烈呕吐，此时要尽快就诊；胃食管反流，宝宝没有其他的症状，但吃东西后却马上呕吐，很可能是胃食管反流；呼吸道感染；消化系统感染。

3.其他原因：精神紧张、晕车等。

偏方 1

此粥有消食导滞、和胃止吐的作用，对宝宝伤食吐引起的不思乳食、恶心腹胀、大便酸臭等症有较好的效果。

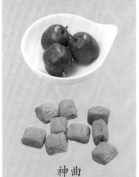

神曲

使用指南
趁温热食用，每日1次。

同材不同样
山楂500克，生姜20克，白糖250克，做成山楂糖。

山楂神曲粥
和胃止吐

来源
民间验方

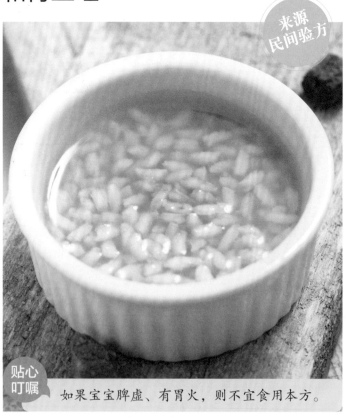

贴心叮嘱
如果宝宝脾虚、有胃火，则不宜食用本方。

材料： 山楂30克，神曲15克，大米100克，红糖6克。

制作： 山楂、神曲煎汁；大米煮粥，和入药汁煮好粥，最后加糖调味。

偏方 2

丁香有温中暖胃、降逆的功效，能辅助治疗呃逆、呕吐、反胃等症。

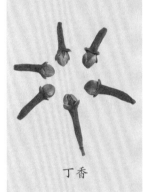

丁香

使用指南

经常少量食用，尤其适合冬季。

同材不同样

还可以取丁香1粒，生姜1块。将生姜挖1小孔放入丁香，封口，水煎后顿服。

丁香姜糖
温中散寒

来源
民间验方

材料： 丁香粉5克，生姜末30克，白糖250克。

做法： 1. 白糖加水熬成稠糊状。

2. 加入姜末、丁香粉调匀，继续熬，熬到用铲挑起成丝状不粘手，停火。

3. 将糖倒在磁盘中（事先涂上油），冷却一会，切成条状即可。

疗效揭秘

吃了几天丁香姜糖，宝宝呕吐减轻了

宝宝2岁了，可能是因为晚上着凉了，第二天起来，我给她煮了点面，吃了一点就吐了，泡了羊奶，喝了几口也吐了，很着急。后来，亲戚说可以试试丁香姜糖，于是给宝宝做了丁香姜糖，让宝宝吃了两三天后，呕吐症状减轻了不少，食欲也好了。

偏方 3

此方有降逆止呕的作用，适合有神经性呕吐的宝宝使用，有较好的疗效。

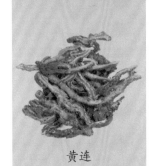

黄连

使用指南

每次取 1 克调成糊即可，然后填到小儿肚脐部位，用干棉球覆盖后，胶布固定。24 小时换 1 次。

同材不同样

或者取吴茱萸 10 克，大蒜头 5 个，捣烂揉成药饼，敷在涌泉穴。

敷肚脐疗法
治疗神经性呕吐

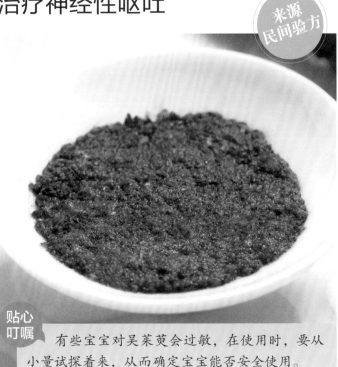

来源
民间验方

贴心叮嘱　有些宝宝对吴茱萸会过敏，在使用时，要从小量试探着来，从而确定宝宝能否安全使用。

材料： 黄连 6 克，吴茱萸 1 克，风油精适量。

做法： 将材料研成末，用风油精调成糊状即可。

家 / 庭 / 医 / 生

1. 平时让宝宝采取侧卧位，并备好小桶。

2. 呕吐后，让宝宝用清水漱口；测量一下宝宝的体温，看是否有发热。

3. 可以选择给宝宝吃些流质软食，如稀饭、藕粉、面汤，每隔 15 分钟给宝宝喝葡萄糖淡盐水（葡萄糖 20 克，食盐 3.5 克，水 1 000 毫升）。

4. 如果宝宝持续呕吐超过 3 小时，出现不思饮水、舌干、长时间不排尿等，应立即去医院就诊。

打嗝

Q 宝宝经常打嗝是怎么回事？

A 不停地打嗝是由于膈肌痉挛导致的，是婴儿期一种常见的症状。自主神经控制膈肌运动，宝宝出生后一两个月，自主神经发育尚未完善，当受到轻微刺激时，如吸入冷空气、吸奶太快等，膈肌就会突然收缩，导致快速吸气，出现打嗝。一般情况下，孩子3个月后，调节膈肌的神经发育趋于完好后，打嗝的现象会自然好转。

偏方 1

橘皮水止嗝
舒畅气机

橘皮味辛而微苦，性温，入脾、肺经。有疏畅气机、化胃浊、理脾气的作用，气机顺畅则嗝自止。

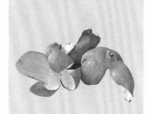

来源 民间验方

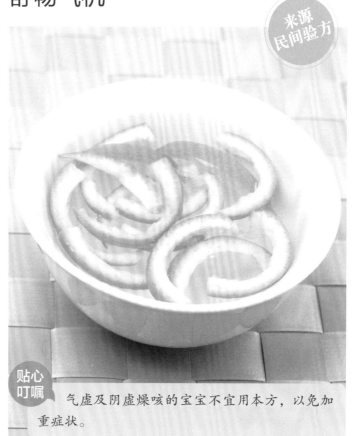

使用指南
随时饮用。

同材不同样
可以将橘皮和30克生姜、10颗开口川椒加水同煎，待2碗水煎成1碗饮用。

贴心叮嘱 气虚及阴虚燥咳的宝宝不宜用本方，以免加重症状。

材料： 橘皮适量。
制作： 在开水中泡少量橘皮，待水温适宜时饮用。

偏方 **2**

胃寒引起的打嗝，嗝声沉缓有力，同时还会有胸闷、舌苔白润等寒证表现，丁香柿蒂粉可以祛寒止嗝。

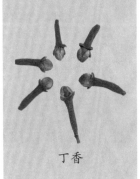

丁香

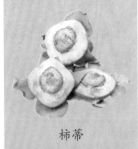

柿蒂

使用指南

每日 2~3 次，每次 1 克，温水冲服。

丁香柿蒂粉
缓解胃寒打嗝

来源
民间验方

贴心叮嘱
胃热引起的打嗝或兼有口渴、口苦、口干者不宜食用丁香。

材料： 丁香、柿蒂、高良姜、甘草各 10 克。
制作： 将所有材料磨成粉末备用。

疗效揭秘

丁香柿蒂粉缓解宝宝打嗝症状

宝宝不仅在吃完奶后爱打嗝，平时玩耍的时候也会出现某一时间段常打嗝现象，去医院检查，医生说主要是因为胃寒引起的。后来经邻居阿姨推荐，每天 2 次给宝宝冲服丁香柿蒂粉，5 天后发现宝宝就不再打嗝了，效果很明显。

偏方 3 冰糖芦根水
缓解胃热打嗝

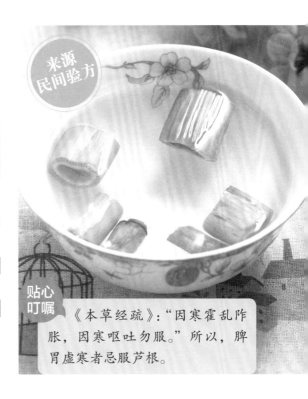

来源 民间验方

此方能清热生津，对于因胃热引起的口臭、打嗝、呕吐有很好的功效。

材料： 鲜芦根 100 个，冰糖 50 克。

制作： 芦根洗净后，放入冰糖加水一起煮 15 分钟即可。

使用指南
可以当水喝。

同材不同样
也可直接煮芦根水后，适量添加白糖。

贴心叮嘱 《本草经疏》："因寒霍乱作胀，因寒呕吐勿服。"所以，脾胃虚寒者忌服芦根。

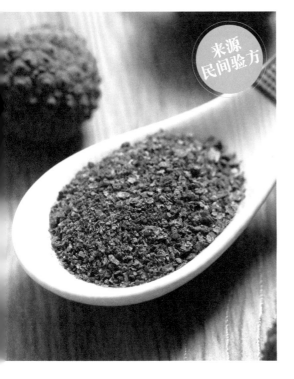

来源 民间验方

偏方 4 荔枝干
治连续打嗝不止

荔枝干益心肾、养肝血，对呃逆、泄泻都很有效。

材料： 荔枝干 7 个。

制作： 将荔枝干磨成粉末备用。

使用指南
每日 2 次，每次 9 克。

贴心叮嘱 如果宝宝吃了动物内脏、胡萝卜、黄瓜不宜再吃荔枝干，阴虚火旺者慎服。

厌食

Q 我家宝贝前两天得了胃肠炎，最近不爱吃饭怎么办？

A 如果宝宝出现腹泻，情况不严重的话，可以让宝宝正常进食，换一些花样或者搭配一些宝宝爱吃的食物。如果宝宝腹泻较严重，要及时补充电解质，防止宝宝出现脱水，或者尽快就诊。宝宝在恢复期间，可以选择一些味道较好的稀饭或易消化的、少油的食物，让宝宝少量多餐，直至逐步恢复正常饮食。

偏方 1

鸡内金能消积滞、健脾胃，搭配莱菔子有去积消食的功效，对小儿厌食症有很好的缓解和治疗效果。

使用指南

1 岁以下的宝宝内服 0.5~1 克，1~3 岁 1.5~3 克，4~6 岁 2~4 克。每日 3 次，用开水调服。

同材不同样

可以选择炒鸡内金、红糖、炒芝麻粉、炒白术以及精面粉做成烤饼食用。

金子丸
去积消食

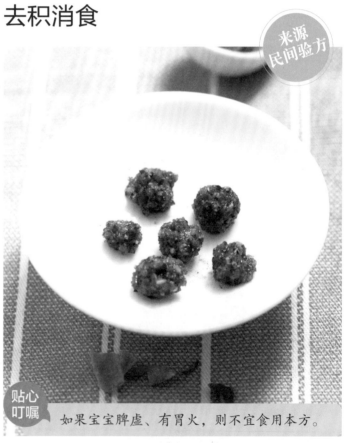

来源 民间验方

贴心叮嘱

如果宝宝脾虚、有胃火，则不宜食用本方。

材料： 鸡内金、莱菔子各等量。

制作： 将材料一同研成细末，过筛，用水做成莱菔子大小的丸子，晒干备用。

偏方 2

此方对脾胃湿寒所致厌食、大便泄泻等症状有很好的治疗效果，能起到温胃健脾的作用。

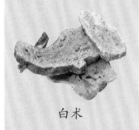

白术

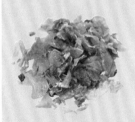

鸡内金

使用指南

当点心，细嚼慢咽食用，每日2次，每次1~2个即可。

同材不同样

也可以直接将鸡内金研成末服用。

健脾饼
温胃健脾

来源《医学衷中参西录》

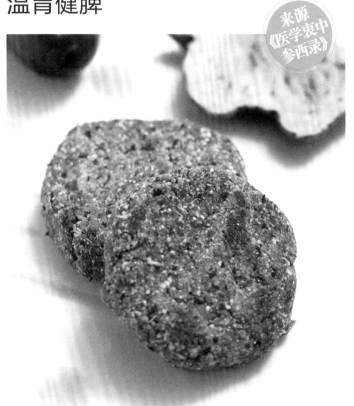

材料：白术200克，干姜100克，鸡内金100克，熟枣肉250克。

做法：白术、鸡内金研成细末、焙熟，干姜研末，和枣肉一同捣成泥，做成小饼，在木炭火上炙干。

疗效揭秘

吃了几次健脾饼，孩子食欲增加了

这两天，孩子不怎么爱吃饭，精神也不是很好。后来听一位老中医介绍了鸡内金健脾饼。我照着方子给孩子做了两三次，孩子竟然吃了。后来，食欲慢慢的提上去了，真是不错。

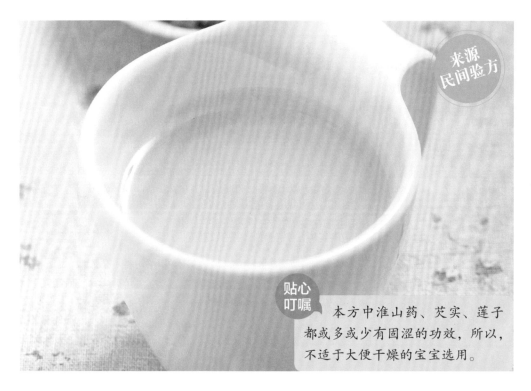

来源
民间验方

贴心
叮嘱

本方中淮山药、芡实、莲子
都或多或少有固涩的功效，所以，
不适于大便干燥的宝宝选用。

偏方 3 四神方

健脾

此方能起到健脾、助运、益气的作
用，对小儿厌食有辅助治疗效果。

材料： 淮山药、茯苓、芡实、莲子肉各
500 克。

做法： 将材料研成末，温开水冲泡成茶
饮即可。

使用指南

每次 3~6 克，每日 3 次，饭后 30 分
钟后服用。

同材不同样

或者取党参、茯苓、山药、枳实、厚
朴各 10 克，用水煎服。

 家 庭 医 生

爸爸妈妈们可以在家给厌食的宝宝
辅助做一些按摩.

1. 让宝宝取仰卧姿势，然后右手食
指、中指并拢，蘸上适量滑石粉，
按在宝宝的肚脐上，顺时针方向按
摩 100 下。

2. 让宝宝趴在桌上（放好垫子），
在宝宝的屁股沟顶端，用大拇指蘸
上滑石粉往屁股下方推 50 下；如
果因腹泻导致的厌食，方向向上推。
按摩的时候，手法要轻重适宜。

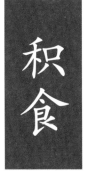

Q 宝宝有哪些表现说明可能出现积食了？

A 积食是中医的一个病症，指小儿因乳食过量，损伤了脾胃，导致乳食停滞在体内所形成的胃肠疾患。当宝宝出现以下表现，很可能已经发生了积食：睡觉时不停的翻动，偶尔还会咬牙；食欲明显下降；宝宝时不时没有原因开始哭闹，常说自己肚子胀或肚子疼；宝宝舌苔白且厚，口中有酸腐味道，鼻梁两侧皮肤发青。

偏方 1

此粥能消食导滞、和胃止吐，对宝宝伤食吐引起的不思乳食、恶心腹胀、大便酸臭等症有较好的效果。

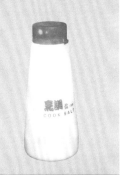

使用指南

以上量为2人的量，宝宝食用时适当减量。

贴心叮嘱

最好隔一两天再食用，因为芜菁食用过多容易导致腹胀。

芜菁汤
缓解胃积食

来源
民间验方

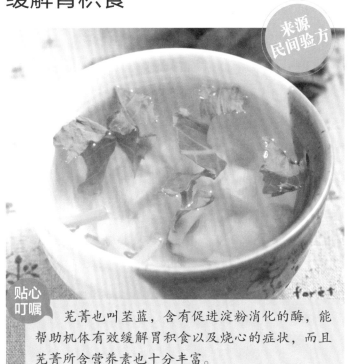

贴心叮嘱
芜菁也叫苤蓝，含有促进淀粉消化的酶，能帮助机体有效缓解胃积食以及烧心的症状，而且芜菁所含营养素也十分丰富。

材料： 带叶芜菁2个，盐、味精各少量。

制作： 1.芜菁洗净，切成适宜大小。

2.将切好的芜菁放入锅中，加400毫升水，开火煮软。

3.用调料调味即可。

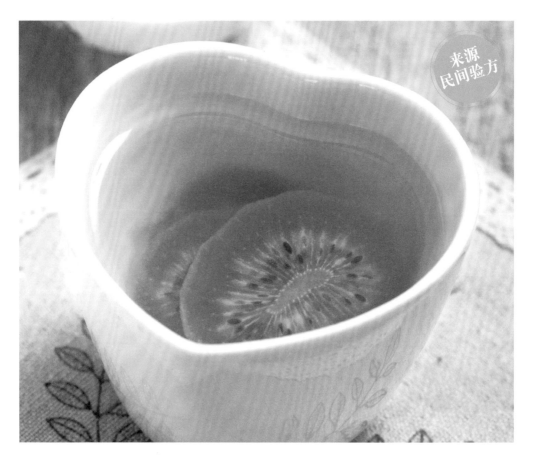

来源
民间验方

偏方 **2** 猕猴桃汤
健胃

猕猴桃味道酸甜，有健胃、增强食欲的效果，对小儿积食、食欲不振有很好的治疗效果。

材料： 猕猴桃干果 30 克。

做法： 将猕猴桃干果加水煎 15 分钟即可。

使用指南

每日 1 剂。

同材不同样

也可以直接用猕猴桃榨汁饮用。

家 庭 医 生

宝宝小的时候，吃的不是很多，爸爸妈妈们不要按自己的意愿，常常给孩子添加食物或者由着孩子的性子吃（尤其是节假日），这样很容易导致宝宝消化不了，出现积食。因此，食物可以给宝宝吃，但要适量吃，另外，天气的变化也会影响宝宝的肠胃健康，从而影响其消化功能，日常要注意。

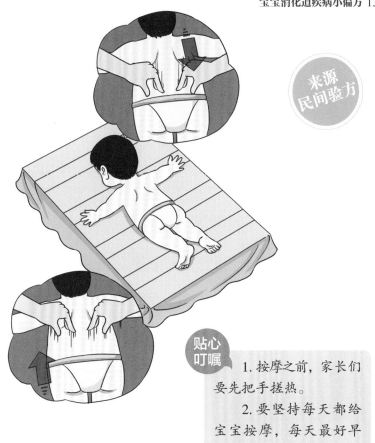

来源
民间验方

贴心
叮嘱

1.按摩之前，家长们
要先把手搓热。

2.要坚持每天都给
宝宝按摩，每天最好早
晚各1次。

偏方 **3** 推拿法
清补经脉，消食化积

此方有清补经脉、消食化积的效果，对有积食的宝宝很有益。

捏脊： 1. 宝宝面朝下趴在床上，平卧位，露出背部。

2. 用两手拇指、食指和中指捏宝宝的脊柱两侧，边捏边按，由下而上，再从上而下，每晚1次，每次3~5回。

揉中脘穴

穴位： 位于前正中线上，胸骨下端与肚脐连线的二分之一处即是中脘穴。

方法： 用手掌根旋转按揉中脘穴，每日2次，每次10分钟即可。

按摩涌泉穴

穴位： 位于足底前部凹陷处，第2、3趾趾缝纹头端与足跟连线的前三分之一处。

方法： 用拇指旋转按压宝宝足底的涌泉穴，每日2次，每次50下。

消化不良

Q 宝宝出现消化不良的原因有哪些？如何避免呢？

A 1.喂养孩子的方式不正确。比如，什么都给孩子吃，造成宝宝饮食质量不当，损伤了肠胃健康。家长们要根据自己宝宝的体质适量、合理、健康地给宝宝喂食。

2.胃肠功能紊乱、天气过冷或过热等。

偏方 1

此方对宝宝消化不良有治疗效果，能健脾理气。

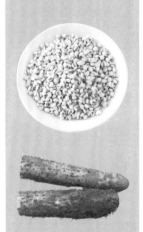

使用指南

每日1剂，分2次服用，早晚各1次。

同材不同样

也可用山药搭配红枣、小米做红枣山药粥。

薏苡山药糊

健脾理气

来源
民间验方

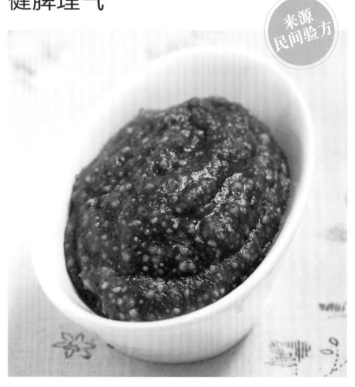

材料： 薏苡仁、山药各15克，白糖适量。

制作： 1. 将材料研成细末。

2. 用炒锅炒成微黄色。

3. 然后加适量水煮成稀糊状。

4. 用白糖调味即可。

偏方 2

此方也称"消化散"，对小儿消化不良、积食有很好的疗效，能够起到助消化、消食积的功效。

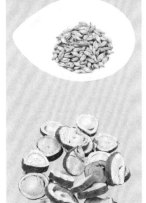

甘草

使用指南

冲服，每次2克，每日3次。

同材不同样

或者取山楂1 000克、六神曲150克、麦芽（炒）150克，碎成末，加蜜制成丸（每丸约5克）给宝宝服用，每次1丸，每日2次。

消化散方
助消化

来源
民间验方

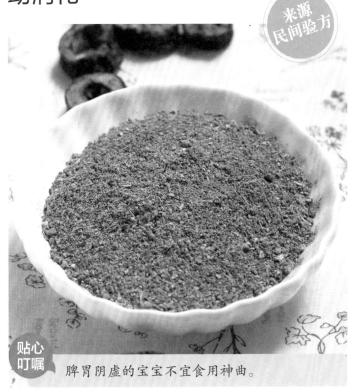

贴心叮嘱

脾胃阴虚的宝宝不宜食用神曲。

材料： 麦芽200克，神曲150克，山楂、甘草各50克。
做法： 将上述四味材料研成末即可。

疗效揭秘

消化散方帮宝宝战胜了消化不良

可能是宝宝平时吃的零食多的原因，近些天出现了消化不良的症状，饮食量下降了，口中还有异味，精神也不是很好。后来听一位老中医介绍，可以试试消化散方。于是我按照方子给宝宝试了几次，发现宝宝的症状逐渐减轻了，后来明显好转，宝宝的食欲也恢复了。以后可不能让宝宝吃那么多零食了。

偏方 3 瓜蒌子汤
治疗胀满不食

此方法对胀满不食、肠胃停滞、腹痛等有很好的疗效。

材料： 薏苡仁 15 克，瓜蒌仁 15 克，牡丹皮 10 克，桃仁（去皮尖）10 克。

做法： 将上述材料加 2 杯水，用小火煎至剩下八分水。

使用指南

早期空腹服用。可以加适量白糖调味，帮助宝宝服用。

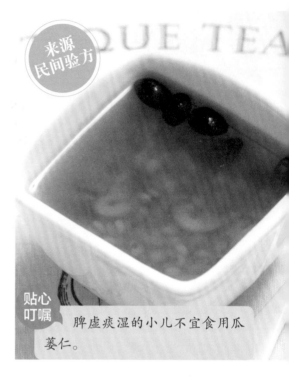

来源
民间验方

贴心
叮嘱
脾虚痰湿的小儿不宜食用瓜蒌仁。

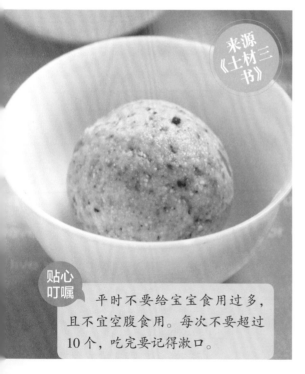

来源
《土材三书》

贴心
叮嘱
平时不要给宝宝食用过多，且不宜空腹食用。每次不要超过 10 个，吃完要记得漱口。

偏方 4 山楂丸开胃方
脾虚所致消化不良

山楂有增进食欲、开胃的效果，搭配淮山药，对因脾胃虚弱导致的消化不良很有好处，且味道酸甜，适合宝宝食用。

材料： 山楂、淮山药各 250 克，白糖 100 克。

做法： 1. 山楂和山药晒干，研成末。
2. 将末与白糖混合后，炼蜜为丸，每丸约 10 克。

使用指南

温开水送服，每日 3 次。

便秘

Q 孩子便秘需要用药么？如果用的话，哪些比较合适？

A 通常情况下，孩子便秘不需要用导泻的药，在饮食和生活习惯上让他们做一些改变，如增加膳食纤维多的食物、定时排便、多喝水等，也可以选择用开塞露等。年龄大一些的孩子，如果要用药的话，可以选择小儿牛黄散、小儿七珍丹、导赤丸等中成药。

偏方 1

香油能够覆盖人体肠道上皮细胞，暂时中止其消化功能，起到增强胃动力、促进胃肠蠕动的功效，从而缓解便秘的产生。

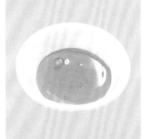

使用指南

早餐和晚餐前饮用，每日 10 毫升。

蜂蜜香油
缓解便秘

来源
民间验方

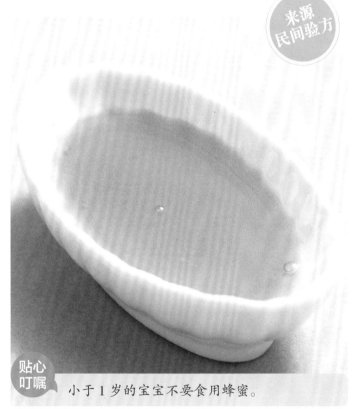

贴心叮嘱 小于 1 岁的宝宝不要食用蜂蜜。

材料： 香油、蜂蜜各适量。

制作： 将香油和蜂蜜混合放入容器中，密封起来，放在阴凉处保存。

偏方 2

南瓜酸奶
加速排便

南瓜含胡萝卜素、维生素C、维生素E 等，有一定的抗酸作用，所含的食物纤维能够帮助消除便秘、加速排便。而酸奶含乳酸菌，能辅助缓解便秘症状。

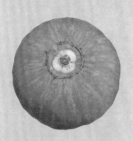

贴心叮嘱

一定要等到南瓜温度温热后再浇，太热的话，很可能杀灭酸奶中所含的有益菌，通常应不高于40℃。

使用指南

佐餐食用或单独食用，每日1次，食用南瓜不宜超过一顿主食的量。

来源
民间验方

材料： 南瓜 100 克，酸奶 100 毫升。

制作： 1. 南瓜留肉，洗净，切成小块。

2. 将南瓜块用保鲜膜盖上，用微波炉加热 2 分钟。

3. 取出南瓜块，待温热后，浇上酸奶即可。

疗效揭秘

南瓜酸奶对便秘真的有效

可能是宝宝这段时间经常吃肉，平时又买些零食吃，导致宝宝大便干燥，并出现了便秘的情况。朋友推荐我给宝宝做南瓜酸奶，吃了 3 天，果然有效果，宝贝大便变得明显松软，他也告诉我大便的时候通畅了很多。

胃炎

Q 慢性胃炎的宝宝日常应该注意些什么呢?

A 慢性胃炎病因未完全清楚,但与幽门螺杆菌的胃内感染、化学性药物(如感冒、发烧食用的非甾体药物)、不合理的饮食习惯、腹部受凉以及精神因素、遗传等有一定的关系。这就要求,爸爸妈妈在平时要注意让宝宝养成良好的饮食习惯,注意宝宝的身体健康、心理健康,使用药物不要频繁。另外,大人们不要口对口地给宝宝喂食。

偏方 1

此方能益胃、健脾、增进消化功能,对宝宝慢性浅表性胃炎有一定的效果。

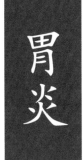

使用指南
每日 2 次,每隔 3 天换 1 次橘皮。

同材不同样
或者取干橘皮 30 克,炒干后研成细末,每次取 6 克,加白糖适量,开水冲服。

橘皮方
缓解胃炎

来源
民间验方

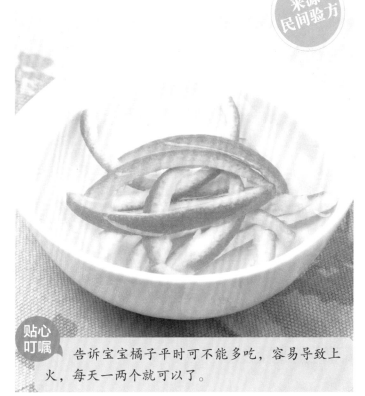

贴心叮嘱
告诉宝宝橘子平时可不能多吃,容易导致上火,每天一两个就可以了。

材料: 橘子 1 个,白糖适量。
制作: 橘子剥皮,洗净后切成长条,用沸水冲泡 1 天即可。

偏方 2

本方可健脾、理气、润燥，适合作为慢性胃炎、胃溃疡的辅助食疗，让宝宝胃舒舒服服。

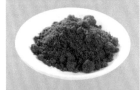

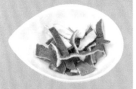

使用指南

每日2次，每次3克左右。

红糖芝麻泥
健脾理气

来源
民间验方

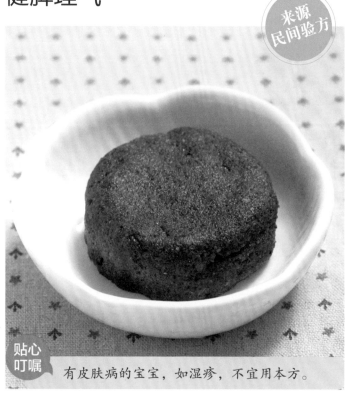

贴心
叮嘱

有皮肤病的宝宝，如湿疹，不宜用本方。

材料： 红糖 250 克，黑芝麻 125 克，九制陈皮 1 袋。
制作： 将上述材料研成细末，开水冲服。

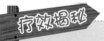

红糖芝麻泥真的不错

前些天，宝宝老喊肚子热、疼，不爱吃饭，大便也有些烂，去医院检查，医生说是急性胃炎，可把我们急坏了。医生嘱咐让宝宝少吃点，待好转一些，可改用口服补液盐，然后恢复到正常饮食。还推荐我让宝宝试试红糖芝麻泥。给宝宝服用了几次后，症状的确有很好的改善，宝宝食欲也逐渐上去了，肚子也不疼了。

胃溃疡

Q 我家孩子才 3 岁半，怎么会胃溃疡呢?

A 近年来，由于儿科医生的重视，加上诊断技术的进步，发现小儿胃溃疡的患病率"在上升"。虽然婴幼儿发生率偏低，不过，随着年龄的增长，孩子受生活、环境等因素的影响，胃溃疡发生率逐渐升高，其中学龄儿童较多见。

偏方 1

此方温中、散寒、止痛，对胃脘隐痛等症有很好的作用，可以帮助减轻疼痛，长期坚持效果很不错。

贴心叮嘱

如果宝宝正在发烧或者宝宝皮肤过敏或皮肤有损伤时，不可以用热熨法。

使用指南

待温度适宜，将纱布包熨贴于宝宝的腹部，每日 3 次。

热熨疗法
散寒止痛

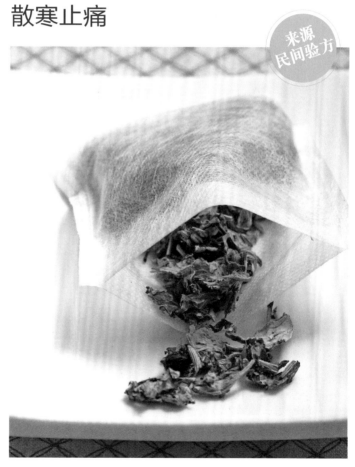

来源 民间验方

材料： 香附、小茴香、艾叶各 60 克，醋适量。
制作： 将上述三味药加醋炒热，然后用纱布包好。

偏方 2

羊肉性温，能增加消化酶含量、保护胃壁、修补胃黏膜、助消化，有显著的温中益气、散寒止痛的功效，尤其适合冬季食用。对胃以及十二指肠溃疡属脾胃虚寒者，疗效很好。

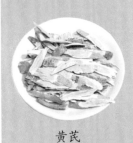

黄芪

使用指南

吃肉喝汤，每天适量，1周为1个疗程。

同材不用样

或将砂仁10克、白胡椒3克，同生姜片及羊肉共煮汤，食盐调味。

黄芪羊肉汤
温中益气

来源
民间验方

贴心叮嘱 羊肉性热，宝宝如果伴有发热、牙痛、口疮等症状时，不要食用本方。

材料： 黄芪30克，羊肉150克，盐适量。

制作： 羊肉洗净，切小块，然后同黄芪一起炖熟调味即可。

家庭医生

1. 给宝宝选择易消化、热量高、蛋白质和维生素丰富的食物，稀饭、软米饭、豆腐都是不错的选择。

2. 多让宝宝吃一些维生素A、维生素B、维生素C含量丰富的食物，能够帮助修复受损的溃疡面，如南瓜、山楂、红薯、红枣等。

3. 烹饪上，可以用蒸、烧、炖的方法给宝宝烹调，不用炸或煎等。

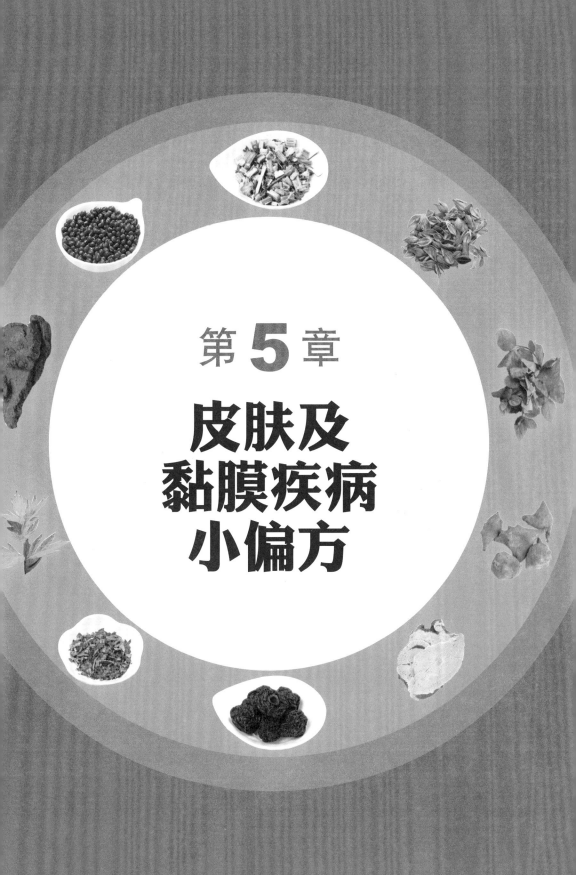

第 **5** 章

皮肤及
黏膜疾病
小偏方

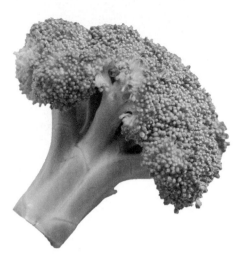

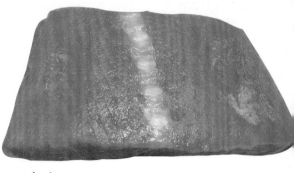

三文鱼

三文鱼含有的 Ω-3 不饱和脂肪酸能有利于皮肤的健康，防止皮肤粗糙。而且三文鱼蛋白质及锌含量丰富、口感细滑，对宝宝生长发育和智力发育很有益处

西蓝花

西蓝花含有丰富的维生素 C、维生素 A、胡萝卜素，能增强皮肤的抗病和抗损伤能力，保持皮肤的健康

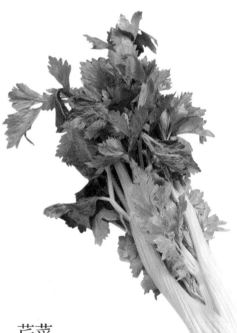

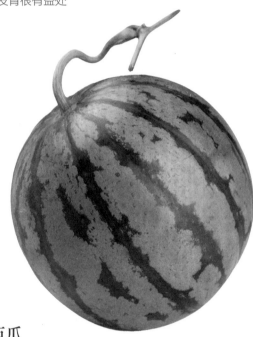

西瓜

西瓜是夏季清热利湿、解暑降温的最佳水果之一，对宝宝湿疹有很好的防治效果，而且味道甘甜，适合宝宝适当食用

芹菜

芹菜富含碳水化合物、胡萝卜素、B 族维生素等，有平肝清热、祛风利湿、凉血止血、解毒等多种作用，对宝宝风燥型湿疹有益

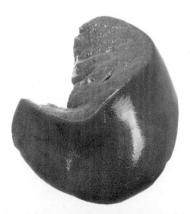

猪肝

猪肝富含维生素、蛋白质、铁等，对预防宝宝口角炎、口腔溃疡等很有效

白菜

白菜是生活中最常见的蔬菜之一了，水分含量十分丰富，益胃生津、清热除烦、解毒利尿，是患有腮腺炎、鹅口疮的宝宝宜选择的食材

黄瓜

黄瓜能清热解毒、除湿利尿，有助于清除体内积热，适合夏季经常食用

油菜

油菜性凉，味甘辛，有散血消肿、清热润肠、止痒的功效，宝宝皮肤瘙痒时非常适合食用

薏苡仁

薏苡仁健脾利湿、清热排脓的功效很显著，对预防湿疹、荨麻疹有很好的效果

口角炎

Q 宝宝得了口角炎，在饮食上要注意什么？如何处理？

A 让宝宝多喝水。适当给宝宝多吃一些含维生素 B_2、维生素 C 和锌元素等丰富的食物，如绿叶蔬菜、动物肝脏、豆制品等。宝宝发生口角炎时，要保持宝宝口腔的清洁，可给宝宝服用维生素 B_2、维生素 C 等药物，用温的淡盐开水清洗患处，涂西瓜霜、1% 碘甘油等，每天 2~3 次，一般 3~5 天可痊愈。

偏方 1

此饮品对心脾积热引起的口舌生疮有很好的清热效果，而且口味很适合宝宝饮用。

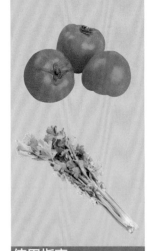

使用指南
每日饮用 2 次。

同材不同样
也可用番茄去籽和皮，然后榨汁直接饮用。

西芹番茄橙汁

清热

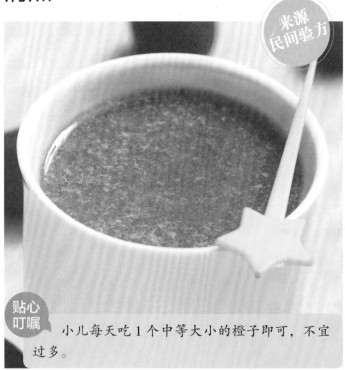

来源
民间验方

贴心叮嘱 小儿每天吃 1 个中等大小的橙子即可，不宜过多。

材料： 番茄 150 克，橙子 100 克，西芹 50 克，蜂蜜适量。

制作： 1. 西芹洗净，切小段；番茄洗净，去皮，切小块；橙子去皮，切小块。

2. 将材料放入果汁机中，加入适量饮用水搅打，最后加蜂蜜调匀即可。

偏方 2 太子参莲子汤
增强免疫

太子参能够增强宝宝免疫机能、益气生津，对烦躁、口干等症都有显著的疗效，特别适合小儿食用。

材料：太子参 10 克，莲子、冰糖各 30 克。
制作：三者放入砂锅，加水煎 30 分钟。

使用指南

喝汤食莲子，每日 1 次，莲子以 10~15 克为宜。

同材不同样

也可以取生地 9 克，莲子心 6 克，甘草 6 克，用水煎汤服用。

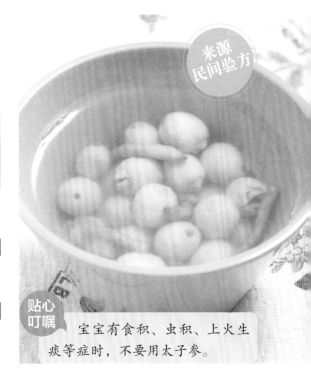

来源 民间验方

贴心叮嘱 宝宝有食积、虫积、上火生痰等症时，不要用太子参。

来源《濒湖集简方》

偏方 3 吴茱萸方
治疗口疮

吴茱萸有下气开郁、温中散寒、止痛的功效，对口疮、呕吐、腹胀、五更泻等都有较好的作用。

材料：吴茱萸 15 克，醋适量。
制作：吴茱萸研成末，用醋调成糊状即可。

使用指南

将糊敷在宝宝的脚心，用纱布包好，每晚 1 次，次日早上取下。

贴心叮嘱 阴虚火旺的宝宝不要用吴茱萸，会加重症状。

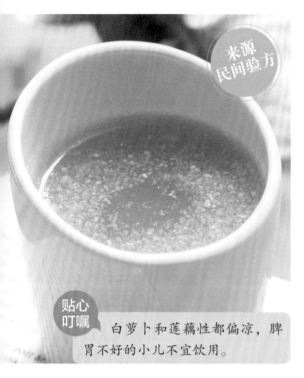

来源
民间验方

贴心
叮嘱
白萝卜和莲藕性都偏凉，脾胃不好的小儿不宜饮用。

偏方 4 萝卜鲜藕饮
消火清热

白萝卜有止咳、助消化的作用，莲藕含有丰富的膳食纤维，除了有助于消化外，还能促进血压循环，提高机体免疫力。

材料： 白萝卜200克，鲜藕200克，白糖适量。

制作： 将材料洗净后切成小块，然后放入榨汁机中榨汁，用白糖调味即可。

使用指南
每日饮用1小杯即可。

偏方 5 生地粥
适合溃疡性口疮

此粥有清胃降火的效果，适合口腔溃疡性口疮的宝宝食用。

材料： 生地12克、生石膏30克、粳米30克。

制作： 将生石膏煎煮1小时，然后去渣取汁。将石膏汁与生地、粳米一同煮粥。

使用指南
喝粥，佐餐食用，每日2次。

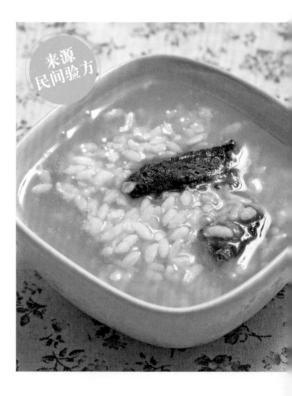

来源
民间验方

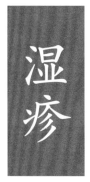

湿疹

Q 宝宝患湿疹后有什么不舒服？情况严重么？

A 湿疹是儿童最常见的皮肤过敏性疾病之一，比较胖的孩子较常见。开始时，宝宝皮肤出现潮红的斑片，还有米粒大小的丘疹或丘疱疹，接着会破溃、糜烂、渗液和结痂。湿疹可以是灰白色糠皮带脱屑样，还可以是有淡黄色脂性液体渗出。湿疹病情轻重不一，可反复发作。

偏方 1

大黄有"将军"之称，性味苦寒，性趋下行，搭配鸡蛋，有清热解毒、润燥和中的功效，对小儿胃热湿疹、大便干结等疗效显著。

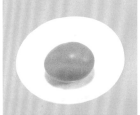

使用指南
食蛋即可，每日1次，每次半个鸡蛋即可。

同材不同样
也可以取鸡蛋（液）、苦参和红糖一起煮成汤饮用。

将军蛋
清热解毒

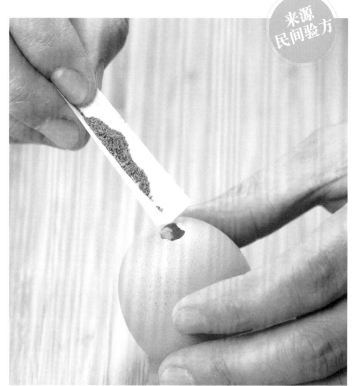

来源
民间验方

材料： 鸡蛋1个，生大黄末1.5克。

制作： 将鸡蛋顶端扎一个小洞，然后将大黄末倒入鸡蛋内，搅拌均匀后，用白面和水将鸡蛋孔封住，然后煮熟即可。

偏方 2

薏苡仁性凉，味甘、淡，有健脾渗湿、除痹止泻的作用，对湿疹、水肿、小便不利、脾虚泄泻等症有很好的治疗效果，适合湿疹的小儿常服。

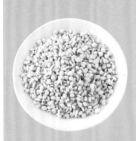

薏苡仁饮

清热利湿

来源 民间验方

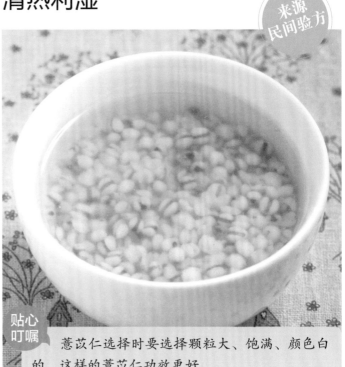

贴心 叮嘱 薏苡仁选择时要选择颗粒大、饱满、颜色白的，这样的薏苡仁功效更好。

材料： 薏苡仁 30 克，冰糖适量。

制作： 薏苡仁用水浸泡一晚上，沥干后加入 8 倍的清水，放入砂锅煮软。最后用冰糖调味即可。

使用指南

每日 1 剂，分成 3 次服用。

同材不同样

也可以用薏苡仁、冰糖、大米一起煮粥给宝宝食用，有相同的功效。

 ### 家/庭/医/生

1. 要回避过敏原，如一些刺激性的物质，甚至牛奶、鸡蛋和海鲜都有可能，如鸡蛋过敏，不能用上述偏方。

2. 宝宝的尿布、衣服要勤洗、勤烫，最好不要用肥皂和洗衣粉清洗，尤其是碱性的肥皂。宝宝的衣服要宽松，最好选择纯棉织品。

3. 除了宝宝用的润肤露外，不要用任何化妆品。

4. 宝宝的指甲要常剪，防止宝宝抓破皮肤，继发感染。

偏方 3

赤小豆性平，味甘、酸，有利水消肿、解毒排脓、利湿退黄的功效，对宝宝湿疹有不错的治疗作用。

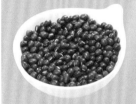

使用指南

将赤小豆末涂在宝宝的患处。取适量赤小豆末涂在宝宝的患处，每天换药1次，连敷3日。

同材不同样

也可以用鸡蛋清与赤小豆末调成糊状，涂在宝宝的患处。

赤小豆外用方
利水排毒

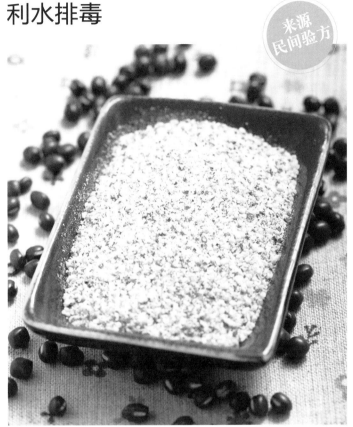

来源
民间验方

材料：赤小豆适量。

制作：将赤小豆研成细末即可。

疗效揭秘

赤小豆真的很神奇！

上周一宝宝脸上开始出现小红点，里面有白头，后来变干了，有皮屑，耳朵后面湿湿的，有渗水。去医院检查，确诊为湿疹。医生嘱咐了一些饮食和生活方面的注意事项，并推荐我可以试试用赤小豆方，我就按医生的推荐，每天给宝宝涂抹一些，很快没几天，宝宝的皮肤就变得很光滑了。

尿布疹

Q 宝宝尿布疹后有什么表现？怎么预防呢？

A 尿布疹的临床表现通常会因人而异，患儿可能出现皮肤红肿、发热，也可能只是长了一些红色丘疹，较严重的可能有肿块，有触疼。预防宝宝尿布疹最好的措施就是保持宝宝屁股的清洁和干爽，这就要求爸爸妈妈尽快更换湿尿布，在更换尿布前要清洁宝宝的屁股和生殖器的部位，并用柔软的毛巾揾干水分。

偏方 1

此方法对较轻的尿布疹(只有红肿)有效，家长们可以试试，很简单。

使用指南

涂抹在宝宝的患处，然后直接穿尿裤即可，每日1次，坚持3~5天。

同材不同样

如果宝宝出现破皮流脓，要尽快去医院诊治。

麻油方

适用于症状轻的尿布疹

来源
民间验方

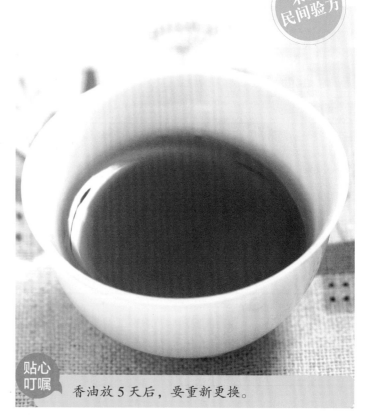

贴心叮嘱　香油放5天后，要重新更换。

材料： 麻油适量。
制作： 将麻油烧开杀菌后，晾凉备用。

偏方 2

艾草有抗菌消炎、抗过敏的作用，对宝宝尿布疹很有效，而且没有副作用，家长们可以试试哦。

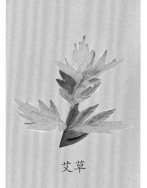

艾草

使用指南

用艾草汁给宝宝泡浴，每次 10 分钟，泡完后擦干屁股，涂上金霉素眼膏。

艾草方
抗菌消炎

来源
民间验方

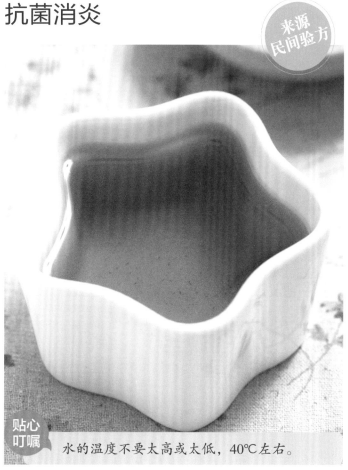

贴心叮嘱 水的温度不要太高或太低，40℃左右。

材料：艾草适量。

制作：将艾草直接煮水，煎 10~15 分钟，然后去渣取汁留用。

疗效揭秘

艾草泡浴，尿布疹不见了！

宝宝上周得了尿布疹，一直不见好，我用艾草给宝宝泡浴了五六次，后来宝宝的屁股一点都不红了。

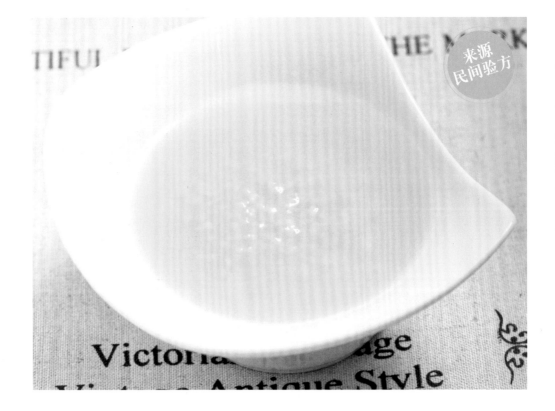

来源
民间验方

偏方 **3** 小米清汤
辅助治疗宝宝尿布疹

小米汤富含烟酸、维生素 B_1、维生素 B_2 等，对皮肤很有益处，能辅助治疗宝宝尿布疹。

材料： 小米适量。

制作： 将小米加水（米和水的比例为 1∶20），放入锅中煮至小米开花即可。

使用指南

取上清汤，晾至温热不烫，用棉球蘸米汤涂在宝宝患处，然后撒少量滑石粉。每日 3 次。

家 庭 医 生

1. 经常给宝宝更换尿布，根据需要，有时候晚上也要叫醒宝宝更换。换尿布时，宝宝皮肤褶皱中的爽身粉要仔细清洗干净。

2. 给宝宝洗尿布要干净，要用热水，可以少加一些醋，有利于消除碱性刺激物。

3. 天气暖和后，带宝宝出去晒晒太阳，最好不穿尿裤、不抹隔离霜。

鹅口疮

Q 宝宝患了鹅口疮会有什么症状？何时去看医生？

A 宝宝患鹅口疮时，舌面或脸颊的黏膜处出现白色的小点，会逐渐变多，牙床、上颚都可能出现，并相互融合，变成片状，像白膜一样。但是，通常宝宝不会发热、不流口水，睡眠和饮食都正常。家长们如果发现宝宝口腔黏膜上有白膜，并且咽部也出现了，那就要去医院进行检查和治疗了。

偏方 1

白萝卜和生橄榄都有祛火、清咽利喉、清肺热的作用，而橄榄对治疗口唇干燥、焦裂非常管用。两者搭配对口腔溃疡、小儿鹅口疮有一定效果。

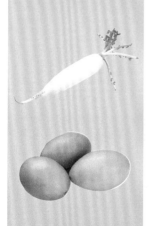

使用指南

晾凉后分 2 次服用完，每日 1 剂。

萝卜橄榄汁

辅助治疗鹅口疮

来源
民间验方

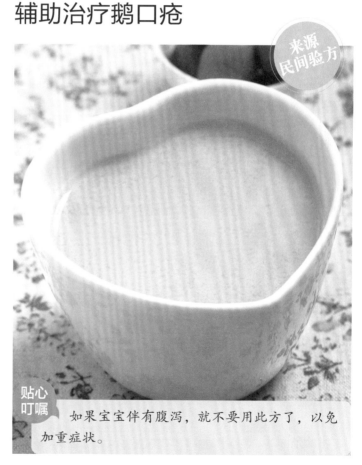

贴心叮嘱 如果宝宝伴有腹泻，就不要用此方了，以免加重症状。

材料： 白萝卜汁 5 毫升，生橄榄汁 3 毫升。
制作： 将两者混合，放入碗中，蒸熟即可。

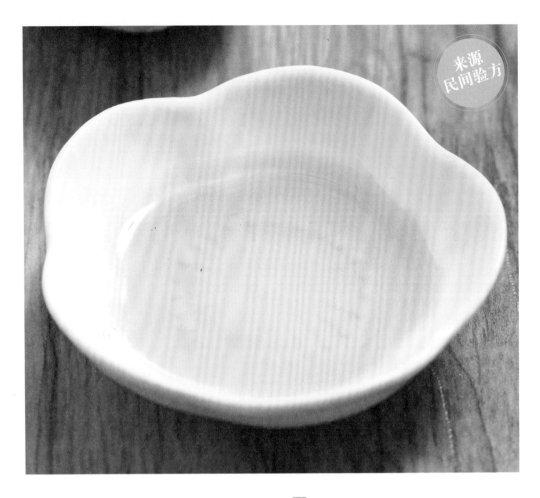

来源
民间验方

偏方 2 生姜蜜汁
抑制真菌滋生

生姜不但有"呕家圣药"的美誉，还有抑制真菌滋生、杀灭口腔致病菌和肠道致病菌的作用，此方对宝宝鹅口疮有一定的治疗功效。

材料： 蜂蜜30毫升，生姜适量。
制作： 生姜榨汁，取10毫升，与蜂蜜一同混合均匀即可。

家庭医生

如果家里备有以下药物，家长们可以这样做：
1. 生理盐水或1%碳酸氢钠涂于宝宝创口面上，每日3次。
2. 制霉菌素片：研碎后撒在溃疡处，每天2次。

使用指南

涂抹于宝宝的患处，每日2次，坚持2~3天。

偏方 **3** 樱桃汁
防止感染

樱桃有预防感染的作用。

材料： 樱桃适量。

制作： 樱桃洗净，去梗和核，榨汁 150 毫升，然后放入杯中隔水炖煮 5 分钟即可。

使用指南

待樱桃汁晾凉后，分 2 次饮用，每日 2 剂。

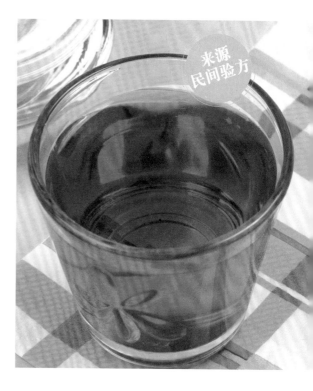

来源 民间验方

偏方 **4** 西洋参莲子羹
鹅口疮辅助食疗

西洋参能补气、养阴、清火，此方可以用作宝宝鹅口疮的辅助食疗。

材料： 西洋参 3 克，去心莲子 12 枚，冰糖适量。

制作： 西洋参切片，同莲子一同放入碗内，加水泡发，然后加冰糖隔水蒸炖 1 小时即可。

使用指南

饮汤食莲子，每日 2 次。

来源 《濒湖集简方》

贴心叮嘱
有些人对西洋参会产生过敏反应，因此在食用前要保证宝宝不会产生过敏反应。

水痘

Q 水痘疫苗必须接种吗？在什么时候接种呢？

A 接种水痘疫苗是预防水痘最好的方法，它能控制水痘的流行，及时为宝宝接种是非常有必要的。宝宝 1 周岁以后就可以接种了。

偏方 1

野菊银花汤
疏风清热

此汤能起到疏风清热、解毒祛湿的作用。

来源
《实用中医
儿科手册》

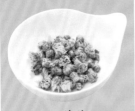

野菊花

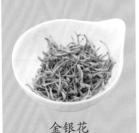

金银花

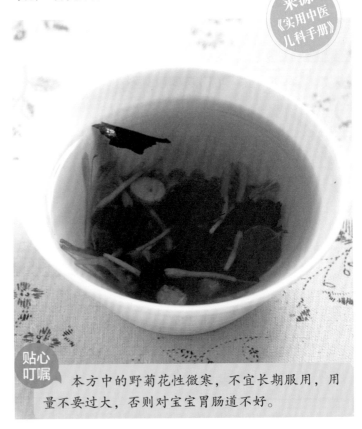

贴心叮嘱 本方中的野菊花性微寒，不宜长期服用，用量不要过大，否则对宝宝胃肠道不好。

使用指南

每日 1 剂，分 2 次服用。

材料：野菊花、金银花、紫草各 10 克，甘草 3 克。
制作：将以上材料用水煎 15 分钟即可。

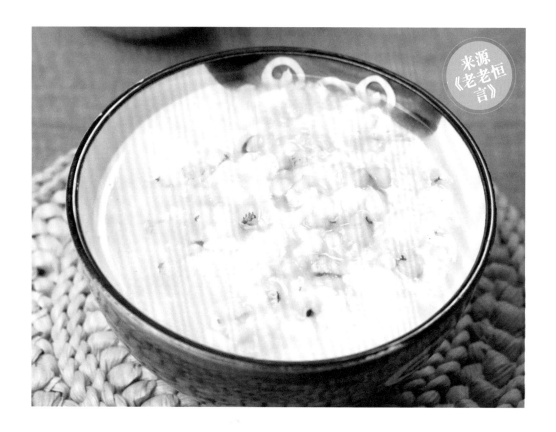

来源
《老老恒言》

偏方 2 薏苡仁粥
解毒祛湿

此粥有清热解毒、健脾祛湿的作用，且味道甘甜，很适合出水痘的宝宝食用，效果不错。

材料： 粳米 60 克，薏苡仁 30 克。
制作： 将粳米和薏苡仁加水煮粥即可。

使用指南
每日 2 次，当主食食用。

同材不同样
也可以用生薏苡仁 15 克，芦根 15 克，淡竹叶 10 克，薄荷 6 克及适量冰糖同煎汤，代茶饮。

疗效揭秘

喝了薏苡仁粥，宝宝水痘很快退下去了

前些天，宝宝出水痘了，有些发热，皮肤出现了小斑块，后来变成了疹子。我就在家陪着宝宝，咨询了医生后，给宝宝做了薏苡仁粥，每天早餐和晚餐给他吃 1 小碗。两三天水痘就减轻了。

偏方 3

芫荽即香菜，有发表透疹、健胃的作用，适用于小儿水痘治疗。

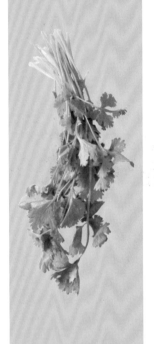

使用指南

为1日量，分2次温热饮用。

同材不同样

或者用胡萝卜、芫荽各60克，洗净切碎，加水煮烂，饮汤食用。

芫荽汤
透发痘疹

来源《岭南草药志》

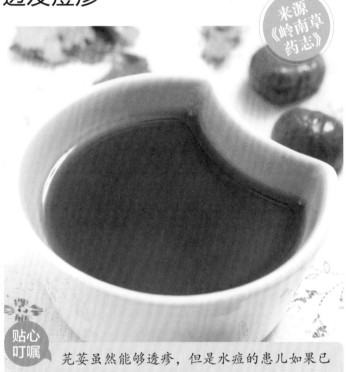

贴心叮嘱 芫荽虽然能够透疹，但是水痘的患儿如果已透或者虽然未透但热毒壅滞，则不宜食用。

材料： 鲜芫荽150克，鲜胡萝卜200克，干板栗150克，鲜荸荠100克。

制作： 将材料洗净、切碎，然后一同放入砂锅中，加水煎10~15分钟，最后去渣即可。

家庭医生

1. 经确诊为水痘后，宝宝要在家隔离，直至水痘全部结痂。由于水痘传染性较强，要避免与其他健康儿童接触。

2. 保持宝宝皮肤和手的清洁，避免宝宝抓破痘疹，同时让宝宝勤换内衣、多喝水等。

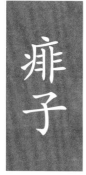

痱子

Q 宝宝得了痱子容易好么？如何预防和护理呢？

A 痱子是夏季儿童最常见的一种皮肤病，预后良好，但由于儿童皮肤娇嫩，继发感染的机会较大，因此要注意预防。父母要经常给宝宝洗澡，但注意不要用碱性的肥皂。宝宝的脖子、腋窝、大腿根等柔弱的部位要保持干爽，可以涂一些爽身粉。室内要多通风，室内温度不要过高。

偏方 1

乌梅汤

治疗暑痱

金银花有抑菌抗炎、解毒清热、疏散热邪等作用，搭配乌梅煎汤，非常适合宝宝夏季饮用，治疗暑热引发的痱子。

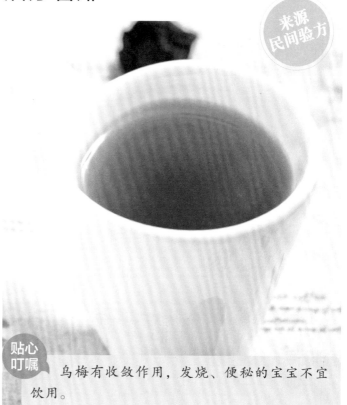

来源
民间验方

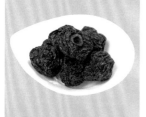

使用指南
代饮品饮用。

同材不同样
也可用干的金银花煮水，给宝宝洗澡用。

贴心叮嘱 乌梅有收敛作用，发烧、便秘的宝宝不宜饮用。

材料： 乌梅 5 枚，金银花 6 克，白糖适量。
制作： 乌梅洗净，入锅煎煮 30 分钟。放入金银花煎 20 分钟，去渣取汁，最后加适量白糖搅拌均匀即可。

偏方 2

马齿苋能够促进溃疡愈合，起到消炎的效果，对很多细菌有较强的抑制作用，有"天然的抗生素"之美称。

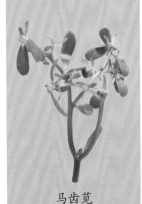

马齿苋

马齿苋槐花粥

杀菌消炎

来源
民间验方

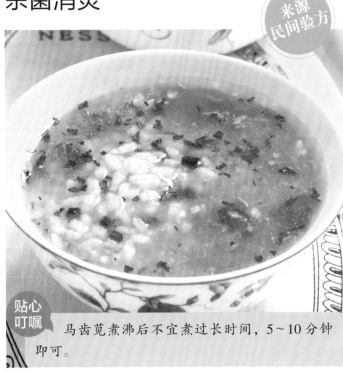

贴心叮嘱 马齿苋煮沸后不宜煮过长时间，5～10分钟即可。

材料： 鲜马齿苋、大米各50克，槐花15克，红糖5克。

制作： 1. 鲜马齿苋洗净，焯软，沥干，切碎；槐花洗净晾干，研末；大米淘洗干净。

2. 大米煮成粥，快熟时，加入槐花细末、马齿苋碎末及红糖，用小火煮沸即可。

使用指南

佐餐食用，每日1次。

同材不同样

也可以用马齿苋煮水，给宝宝洗患处，早晚各1次。

疗效揭秘

吃了几次马齿苋槐花粥，宝宝痱子全消了！

今年夏天天气较闷热，宝宝身上长了很多痱子。我找了1把马齿苋，回来做了马齿苋槐花粥给宝宝吃，结果很快痱子就消下去了很多，我又接着给宝宝吃了1天，第3天就全没了。

偏方 3 枇杷叶方
止痒除痱

枇杷叶水能消除痱子、斑疹，使皮
肤光滑柔嫩，适合宝宝夏季使用，
用来洗澡还能防止皮肤瘙痒。

材料： 枇杷叶 60 克。

制作： 枇杷叶去毛、洗净，入锅煎 15 分
钟，倒入浴盆中，待水温热备用。

使用指南
洗浴全身，每日 1 次即可。

同材不同样
也可以将枇杷叶放入沙袋中，煮水洗
浴。或加入适量艾叶也可。

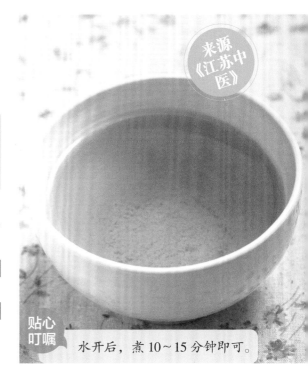

来源
《江苏中
医》

贴心
叮嘱　水开后，煮 10~15 分钟即可。

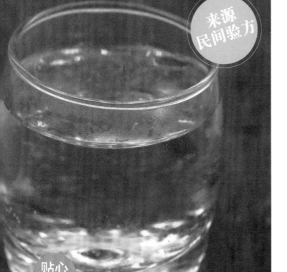

来源
民间验方

贴心
叮嘱　用淡盐水擦完后，要用温的
清水再洗一下。

偏方 4 淡盐水外洗
清热解毒

此方能够缓解宝宝的痱子症状，起
到清热解毒的作用。

材料： 盐适量。

制作： 将清水温热后，加入食盐搅匀
即可。

使用指南
用软毛巾蘸水给宝宝外洗患处，每日
数次。

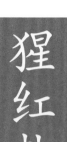

猩红热

Q 宝宝得了猩红热,饮食方面应该注意什么?

A 首先,宜食用高热量、高蛋白的流食,牛奶、豆浆、蛋花汤、莲子粥都是不错的选择。待病情好转,可以选择半流质饮食,如虾泥、肉泥、荷包蛋、粥等,慢慢地就可以吃软食了,但要忌食油腻、辛辣刺激的食物。如果宝宝伴有发热,要让宝宝多喝水,多食蔬果,能促进猩红热的恢复。

偏方 1

桑叶能轻清疏散、凉散风热,野菊花能疏风清热,两者搭配有平降肝阳之功效,还能起到抑菌抗炎的作用,主治猩红热。

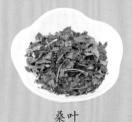

桑叶

使用指南
每日1剂,分2次服用,早晚各1次。

同材不同样
或者取银花、桑叶各10克,芦根15克,淡豆豉6克,同大米一同煮粥食用。

桑菊百合饮
抗菌消炎

来源
民间验方

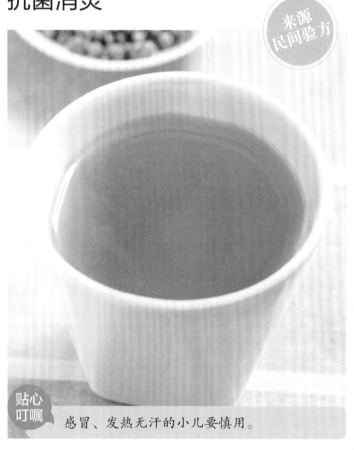

贴心叮嘱 感冒、发热无汗的小儿要慎用。

材料:桑叶、野菊花各10克,百合6克。
制作:将以上三味药备好后,加水煎煮15分钟,取汁。

偏方 **2**

此方能清热解毒、凉血滋阴，适用于小儿猩红热的治疗。

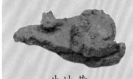

生地黄

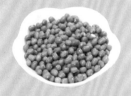

生地银花绿豆饮
凉血滋阴

来源
民间验方

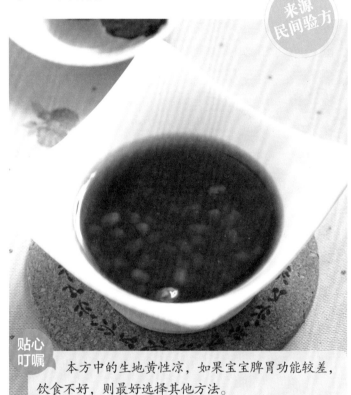

贴心
叮嘱

本方中的生地黄性凉，如果宝宝脾胃功能较差，饮食不好，则最好选择其他方法。

材料： 生地黄、金银花各 20 克，绿豆 30 克。

制作： 将生地黄和金银花煎 10 分钟左右，滤汁，加绿豆煮汤，至绿豆即将开花即可。

使用指南
代茶饮用，每日 3 次。

同材不同样
还可取金银花、菊花、山楂各 25 克，白糖 50 克，煎汁饮用。

 家 庭 医 生

冬春季节不要带孩子去人多拥挤的公共场所，避免与咽炎患者接触都是预防猩红热的措施。猩红热的宝宝，用抗生素 1～2 天后，可能会体温下降，咽痛减轻，皮疹消退，此时不能停药，需继续服药，一般需治疗 7～10 天至症状完全消失。

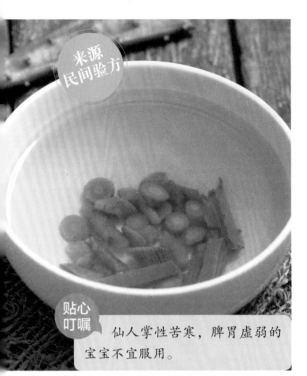

来源
民间验方

贴心
叮嘱
仙人掌性苦寒，脾胃虚弱的
宝宝不宜服用。

偏方 3 仙人掌板蓝根饮
辅助治疗猩红热

本方能够清热凉血、解毒散瘀、消
肿，可以用来辅助治疗小儿猩红热。

材料： 板蓝根 15 克，仙人掌 10 克。
制作： 将材料加水煎 10~15 分钟即可。

使用指南
每日 1 剂，分 2 次服用。

同材不同样
可以直接用板蓝根煮水服用（预防猩
红热），或者用仙人掌汁局部外敷。

偏方 4 双参粳米粥
适合猩红热恢复期食用

此方适合宝宝猩红热恢复期食用，
能加快病情恢复。

材料： 沙参、元参各 20 克，粳米 50
克，白糖适量。
制作： 将沙参和元参加水煎汤 10 分钟
左右，取汁后，加粳米熬为稀
粥，最后加白糖调味。

使用指南
每天 1 剂，连用 3 天。

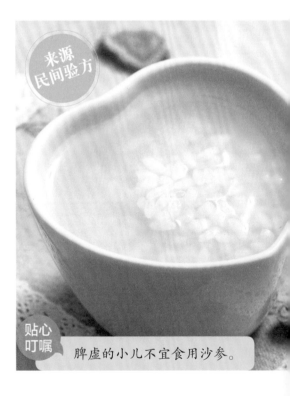

来源
民间验方

贴心
叮嘱
脾虚的小儿不宜食用沙参。

皮肤瘙痒

Q 宝宝皮肤痒常见的原因是什么？一定是过敏症状么？

A 产生皮肤瘙痒的原因有很多，当然过敏是其中最常见的病因之一，如某些食物、护肤品，甚至有些玩具和衣服也可以成为过敏原。除此之外，气候因素导致宝宝皮肤干燥也可能引起皮肤瘙痒。宝宝由于代谢旺盛导致皮肤油脂分泌过多，引起细菌滋生，也会出现瘙痒。

偏方 1

此方法能够缓解宝宝皮肤瘙痒的症状。

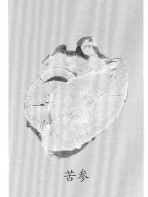

苦参

使用指南

给宝宝洗澡时，加少量的苦参醋汁，每日2~3次，连用1周。

同材不同样

或者用食醋和甘油按3：7的比例混合，涂抹瘙痒处的皮肤，每周3次。

苦参食醋浴

止痒

来源
民间验方

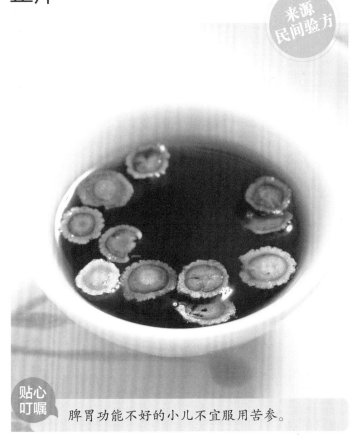

贴心叮嘱
脾胃功能不好的小儿不宜服用苦参。

材料： 苦参 100 克，食醋适量。
制作： 苦参用食醋浸泡 5 天即可。

偏方 2

红枣姜桂饮
疏风散寒

本方能够起到疏风散寒的作用，对冬春季节风寒袭表引起的宝宝皮肤瘙痒有较好的调节和缓解效果。

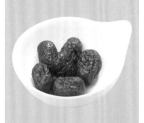

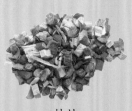

桂枝

使用指南
每日1剂，分2次服用，连续服用1周。

同材不同样
或者用干姜煎汁，稀释以后，给宝宝擦拭皮肤。

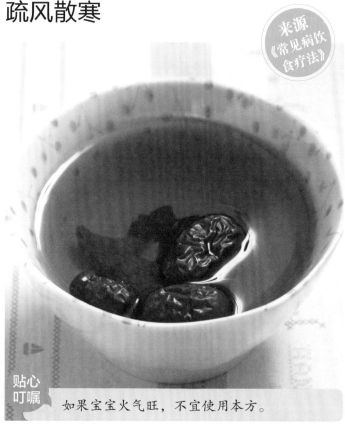

来源《常见病饮食疗法》

贴心叮嘱
如果宝宝火气旺，不宜使用本方。

材料：红枣10枚，干姜9克，桂枝6克，白糖适量。

制作：将前三味加水煎汤10~15分钟，最后加适量白糖调味即可。

疗效揭秘

红枣姜桂饮，让宝宝皮肤不再痒！

以前，可能是由于气候干燥的原因，一到冬季，我家宝宝就容易出现皮肤瘙痒的症状，很怕他抓，就经常给他洗澡，可是冬季宝宝不愿意洗。后来找到一味红枣姜桂饮的偏方给宝宝喝，每天喝一些，不到1周宝宝的皮肤就不再痒了。

偏方 3 红枣泥鳅汤

养血润燥

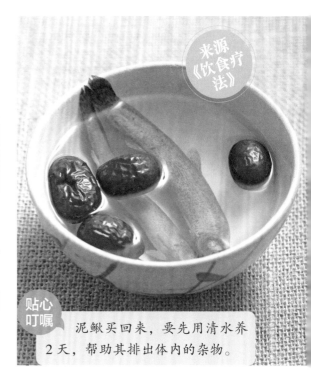

来源《饮食疗法》

红枣泥鳅汤有养血润燥、补中益气的功效，适用于宝宝因血虚肝旺引起的皮肤瘙痒。

材料：红枣 15 克，泥鳅 30 克，盐适量。

制作：将红枣和泥鳅放入砂锅，加水，用大火烧沸，转小火煮 25 分钟，最后用盐调味即可。

使用指南

每日 1 剂，连用 10 日。

贴心叮嘱 泥鳅买回来，要先用清水养 2 天，帮助其排出体内的杂物。

贴心叮嘱 醋和水的比例以 1∶10 或 1∶15 为好，太浓可能会伤害宝宝的皮肤。

偏方 4 醋水外洗

用于小儿头皮发痒

来源民间验方

醋有很好的杀菌效果，常用它来洗头或擦拭皮肤，能很起到很好的清热祛风和止痒效果，且对皮肤健康很有利。

材料：醋 150 毫升。

制作：将醋加水后烧热即可。

使用指南

给小儿洗头，每日 1 次。

手足口病

Q 患手足口病的小儿有哪些不适？这病严重么？

A 婴幼儿患了手足口病后，常有轻微的发热，口腔出现疱疹、溃疡，经常在手指、手背、脚背上和肛门周围出现疱疹，宝宝食欲会下降，病程大约5天。手足口病夏天多见，传染性较高，托儿所、幼儿园等小儿聚集的场所很容易流行。由于该病的病毒可以引起脑膜炎、心肌炎等并发症，家长们要格外留意。

偏方 1

此汤能够预防宝宝发烧，促进水疱消退。

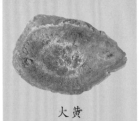

大黄

使用指南

每日1剂，分2次服用，早晚各1次。

大黄黄连泻心汤加减

清热解毒

来源
民间验方

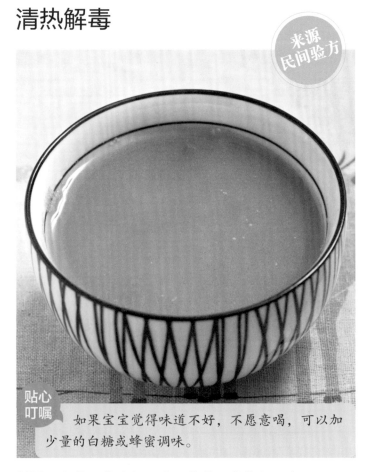

贴心叮嘱
如果宝宝觉得味道不好，不愿意喝，可以加少量的白糖或蜂蜜调味。

材料： 大黄、黄连各3克，黄芩、薄荷各6克。
制作： 将材料备好，加水煎煮10分钟左右即可。

偏方 2

薏苡仁清利湿热，扁豆有健脾和中、消暑化湿的作用，而绿豆则能清热解毒。一起煮粥食用，对防治手足口病有一定效果。

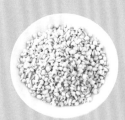

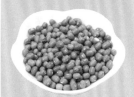

薏苡仁绿豆粥
清热祛湿

来源
民间验方

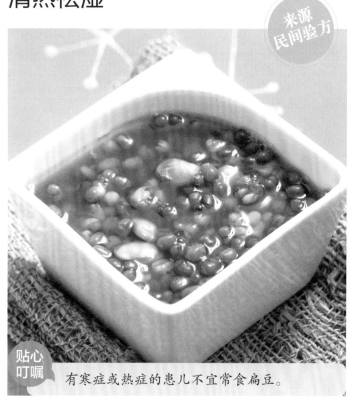

 贴心
叮嘱
有寒症或热症的患儿不宜常食扁豆。

材料：薏苡仁、扁豆、绿豆各 10 克。
制作：材料洗净、备好，常法煮粥至绿豆将要开花即可。

家 庭 医 生

1.手足口病的小儿要留在家中，孩子用过的玩具、餐具以及其他用品要彻底消毒（用含氯消毒剂或煮沸等），宝宝的粪便也要在消毒 2 小时后倒掉。
2.保持室内空气流通，禁止家人吸烟。患儿要注意休息，衣服宜选择宽松柔软的，且要经常换洗。
3.如果宝宝抓破了皮疹，可以涂 1% 龙胆紫或抗菌素软膏。

使用指南

佐餐食用，根据小儿年龄适当增减。

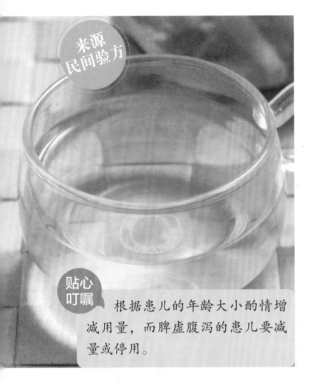

来源
民间验方

贴心
叮嘱
　　根据患儿的年龄大小酌情增减用量，而脾虚腹泻的患儿要减量或停用。

偏方 **3** 金银花麦冬饮
防治手足口病

此方可用于手足口病的防治。

材料： 金银花、生甘草各 6 克，麦冬、薏苡仁各 10 克。

制作： 材料加水浸泡 30 分钟后，煎煮 20 分钟，取药汁约 200 毫升。

使用指南

首次服用连服 1 周，每日 1 剂。之后每 3 日服 1 次，每次 50 毫升，每日 2 次。

偏方 **4** 荷叶粥
清热解毒

荷叶粥有清热解毒、凉血祛湿的作用，能帮助抵抗病毒，适合小儿食用。

材料： 鲜荷叶 2 张，粳米 50 克，冰糖适量。

制作： 将荷叶洗净、切碎，同粳米一同煮粥，用冰糖调味即可。

使用指南

单独食用或佐餐，每日 1 次。

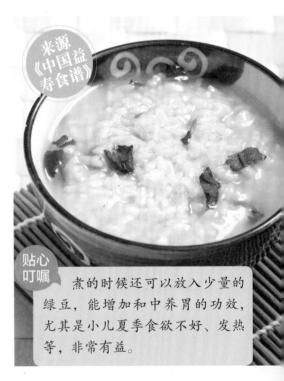

来源
《中国益寿食谱》

贴心
叮嘱
　　煮的时候还可以放入少量的绿豆，能增加和中养胃的功效，尤其是小儿夏季食欲不好、发热等，非常有益。

荨麻疹

Q 宝宝荨麻疹的主要病因有哪些？宝宝有何表现？

A 病毒、细菌、肠道寄生虫的感染，过敏以及精神原因等都可以使得宝宝发生荨麻疹。通常以急性多见，常出现在眼睑、耳垂、鼻等皮下组织少的部位，宝宝会出现皮肤突然瘙痒，局部出现大小不等、边界清楚的淡红色风团，半个小时或几个小时自然消退。有的宝宝还可能有腹痛、腹泻的症状发生。

偏方 1

荸荠性凉，能清热，薄荷叶能祛风止痒。榨汁饮用，对宝宝荨麻疹有很好的缓解作用，促进症状消退。

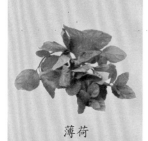

薄荷

使用指南
经常饮用。

同材不同样
也可以用薄荷15克，桂圆干6颗，一起煎汤饮用。

荸荠薄荷饮

清热祛风

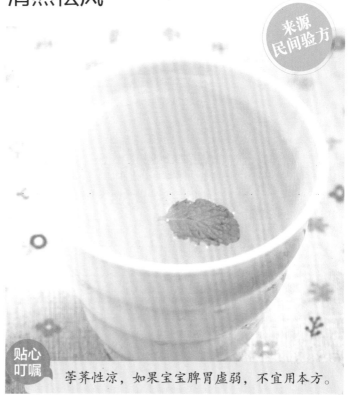

来源
民间验方

贴心叮嘱 荸荠性凉，如果宝宝脾胃虚弱，不宜用本方。

材料： 荸荠200克，鲜薄荷叶10克，白糖10克。

制作： 1. 荸荠洗净后去皮，然后切碎，捣成汁。

2. 鲜薄荷叶和白糖一起捣烂，然后放入荸荠汁中，加水500毫升，煎成200毫升的饮品即可。

偏方 2

生姜和鲜木瓜能够帮助祛风寒，对于因宝宝患风寒引起的肌表型荨麻疹有疗效。

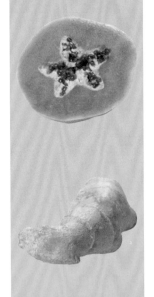

使用指南
经常饮用。

同材不同样
取生姜10克，红糖50克，醋50毫升，一起煎汤。

生姜醋木瓜
祛风寒

来源
民间验方

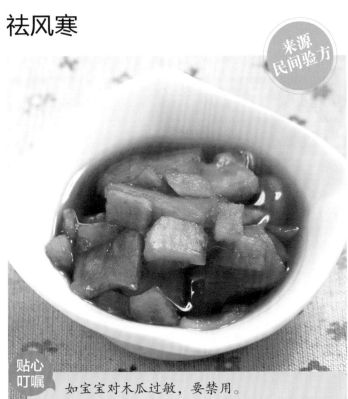

**贴心
叮嘱**

如宝宝对木瓜过敏，要禁用。

材料：生姜12克，鲜木瓜60克，米醋100毫升。

制作：将材料放入砂锅煎煮，至醋即将煮干时，取出木瓜和生姜。

 家 / 庭 / 医 / 生

宝宝患荨麻疹时：

1. 不要给宝宝食用富含蛋白质的食物以及辛辣刺激的食物，营养均衡。

2. 做好宝宝的保暖工作，衣服最好穿宽松透气的衣服，同时注意宝宝卫生。

3. 避免让宝宝用手抓，越抓越痒。可以给宝宝戴上手套，或者涂一些止痒药膏等（在医生指导下）。

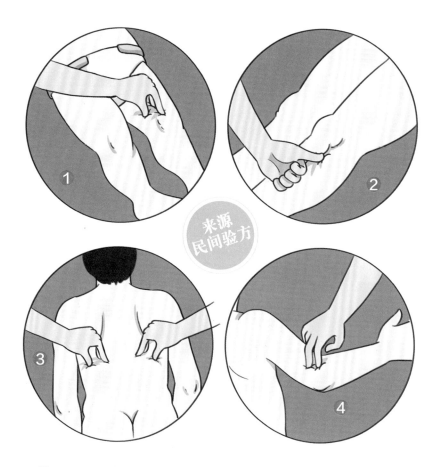

偏方 **3** 按摩法
缓解症状

此按摩方法可以缓解荨麻疹的症状，促进恢复，减轻宝宝不适。

穴位

百虫穴：膝上内侧，膑骨内上缘 2 寸处。

足三里穴：外膝眼下四横指，胫骨的边缘。

膈俞穴：背部第七胸椎棘突，正中线旁开 1.5 寸外。

曲池穴：肘部横纹外侧，肱骨外上髁内缘的凹陷处。

方法

1. 拇指和食指、中指对称捏拿百虫穴，左右各 5 次。

2. 拇指按揉足三里穴，左右各 50 次。

3. 拇指和食指、中指捏挤膈俞穴处的肌肉，重复 10 次。

4. 按摩双侧曲池穴，左右各 1 分钟。

其他穴位

还可以辅助按摩膻中穴、三阴交穴等。

过敏性紫癜

Q 宝宝过敏性紫癜很常见吗？有什么表现？

A 过敏性紫癜是儿童时期最常见的毛细血管炎性疾病，多由感染、药物、食物过敏等原因引起。患儿主要表现为四肢（尤其是小腿前侧）出现凸出皮肤面的瘀点、瘀斑等，有的患儿也会伴有发热、头痛、腹痛、关节肿痛、血尿等症状。

偏方 1

连翘有清热解毒、消肿散结、疏散风寒的功能，对发热、烦躁、发斑、丹毒等有很好的治疗效果，可用于过敏性紫癜、血小板减少性紫癜的治疗。

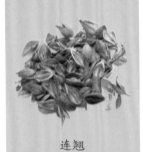

连翘

使用指南

饭前服用，分3~5次用完，连续服用1周。

连翘饮

消肿散结

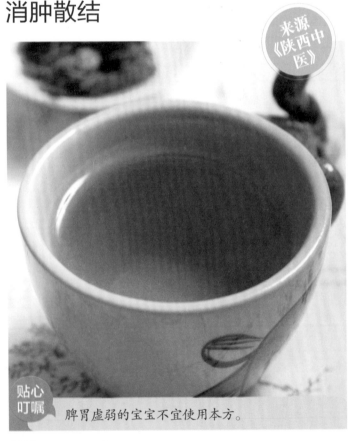

来源《陕西中医》

贴心叮嘱 脾胃虚弱的宝宝不宜使用本方。

材料： 连翘18克。

制作： 将连翘加水500毫升，用小火煎成150毫升汁液备用。

偏方 2

来源
《中医杂志》

此方有清热、凉血、活血的功效，可用来治疗过敏性紫癜，疗效较好。

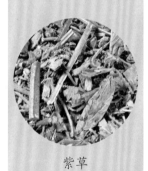

紫草

凉血消斑汤
治疗过敏性紫癜

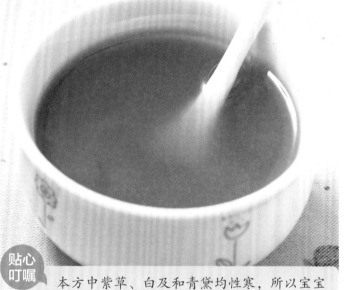

贴心叮嘱 本方中紫草、白及和青黛均性寒，所以宝宝如果脾胃虚弱或者大便泄泻，那么选择本方时要谨慎。

材料： 白及、紫草各9克，乳香6克，青黛3克。
制作： 将材料放入砂锅加水煎20~30分钟。。

 家 庭 医 生

1.家长不要给小儿吃易引起过敏的食物，少吃葱、蒜、辣椒等食物。让患儿多吃一些富含维生素的食物，如瓜果蔬菜等，如患儿有肾损害，同时减少盐的摄入。
2.要让患儿多休息，注意保暖，防止感冒，定时给居室通风换气。

使用指南
每日1剂。

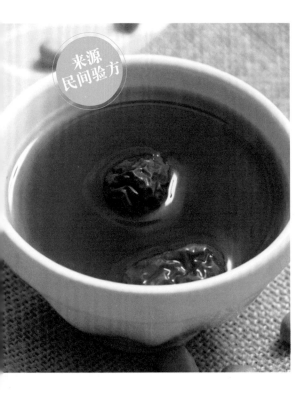

来源 民间验方

偏方 3 花生衣红枣煎
凉血止血

此方有补血、凉血、止血的功效，对血热妄行型过敏性紫癜有治疗效果，还能治疗紫癜性肾炎。

材料：红枣 50 克，花生衣 50 克。
制作：将材料加水煎 20 分钟。

使用指南
每日 1 剂，分 3 次服用。

同材不同样
或者取花生衣 15 克，白茅根 30 克，马鞭草 10 克，加水煎服。

偏方 4 桂圆大枣党参汤
补气摄血

此方可以补气摄血，对过敏性紫癜反复出现、神疲乏力有一定功效。

材料：桂圆肉 20 克，大枣 10 颗，党参 30 克。
制作：将材料准备好，然后放入砂锅加水煎至党参煮熟即可。

使用指南
每天 1 剂，分 3 次服用。

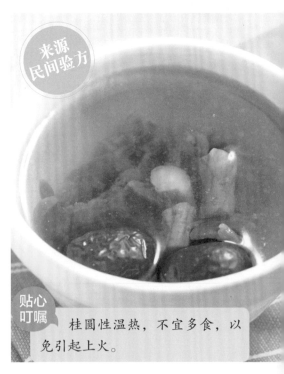

来源 民间验方

贴心叮嘱
桂圆性温热，不宜多食，以免引起上火。

脂溢性皮炎

Q 什么是脂溢性皮炎？它会传染么？

A 脂溢性皮炎是发生在皮脂腺丰富部位的一种炎症性皮肤病，病因不明，可能与微生物、神经递质异常、环境因素、营养缺乏以及药物等因素有关。表现为境界较清楚、略带黄色的暗红色斑片，覆盖有油腻的鳞屑或痂皮，有轻度的痒感。婴儿脂溢性皮炎有自然痊愈的倾向，且不会传染，因此不用担心它的传染。

偏方 1 益母草方

清热活血

益母草有清热解毒、活血调经、利水消肿的作用，可用来治疗脂溢性皮炎。

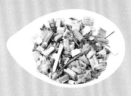

益母草

来源 民间验方

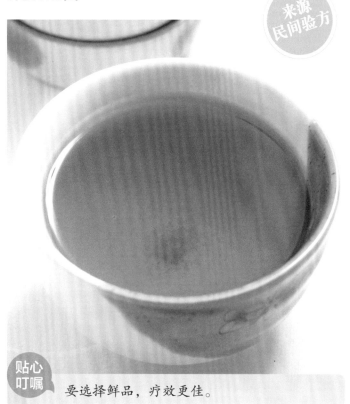

使用指南

200毫升口服，另外200毫升加5毫升醋，用消毒纱布蘸湿，敷在患处。每日2次，每次敷10分钟。

贴心 叮嘱 要选择鲜品，疗效更佳。

材料： 益母草100克。

制作： 将材料加水800毫升煮30分钟后，取400毫升汁液备用。

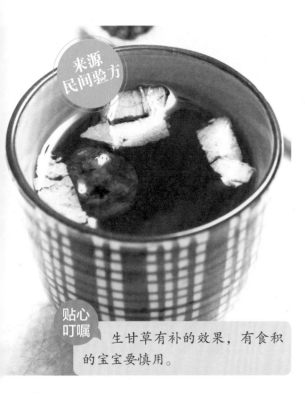

来源
民间验方

贴心
叮嘱
生甘草有补的效果，有食积
的宝宝要慎用。

偏方 2 山楂荷叶茶
清热祛湿

此汤能清热祛湿、消食化积，可以
用作脂溢性皮炎的辅助治疗。

材料： 山楂 60 克，荷叶 1 张，生甘草
10 克。

制作： 材料加水煎 10~15 分钟即可。

使用指南
代茶饮，每日 1 剂。

同材不同样
也可以取土茯苓、生槐花各 30 克，生
甘草 9 克，煎汤服用。

偏方 3 赞绿珠
和血通脉

此方有润肺养肤、和血通脉的疗效，
可以帮助缓解脂溢性皮炎的症状。

材料： 绿豆 30 克，赤小豆 15 克，百合
13 克。

制作： 将材料洗净后，加水 500 毫升，
小火煎至水剩 300 毫升即可。

使用指南
早晚各服用 1 次，每次 50 毫升。

同材不同样
也可以用薏苡仁和绿豆加水炖熟，最
后加蜂蜜调服。

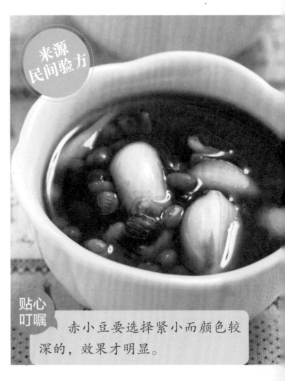

来源
民间验方

贴心
叮嘱
赤小豆要选择紧小而颜色较
深的，效果才明显。

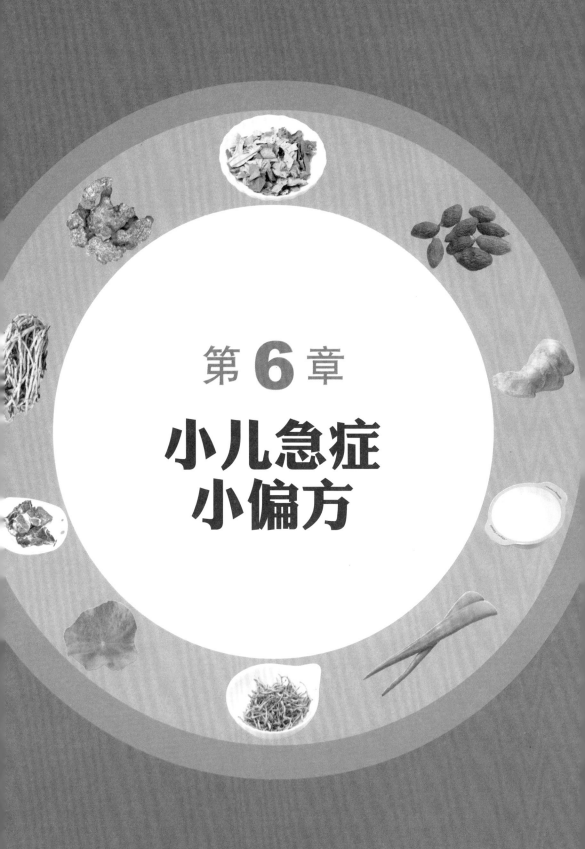

第6章

小儿急症
小偏方

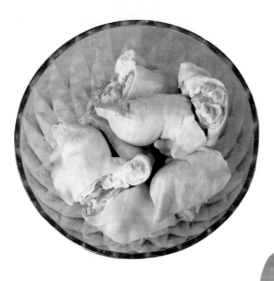

猪蹄

猪蹄含有丰富的锌、胶原蛋白，能够维持机体纤维细胞的功能，促进伤口愈合，对皮肤健康很有好处，煲汤食用很不错

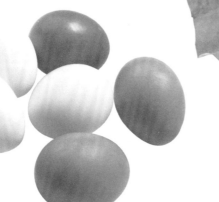

荷叶

荷叶味苦，性平，气味芳香，含有荷叶碱、莲碱等成分，能够扩张血管，夏季食用能够清热解暑，对宝宝夏季发热有明显的防治功效

鸡蛋

鸡蛋富含蛋白质、维生素E、B族维生素、矿物质等，能够促进伤口愈合，对宝宝烧烫伤后皮肤的恢复很有益处

胡萝卜

胡萝卜中富含胡萝卜素，在体内转化为维生素A后，能够促进伤口的愈合

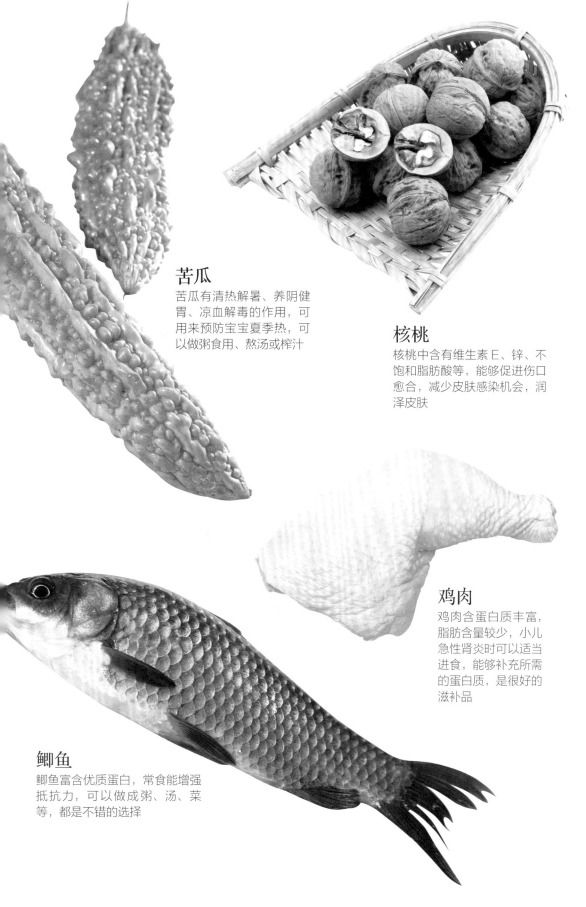

苦瓜

苦瓜有清热解暑、养阴健胃、凉血解毒的作用，可用来预防宝宝夏季热，可以做粥食用、熬汤或榨汁

核桃

核桃中含有维生素 E、锌、不饱和脂肪酸等，能够促进伤口愈合，减少皮肤感染机会，润泽皮肤

鸡肉

鸡肉含蛋白质丰富，脂肪含量较少，小儿急性肾炎时可以适当进食，能够补充所需的蛋白质，是很好的滋补品

鲫鱼

鲫鱼富含优质蛋白，常食能增强抵抗力，可以做成粥、汤、菜等，都是不错的选择

急性肾炎

❓ 小儿急性肾炎会有什么表现？

🅐 小儿急性肾炎通常与链球菌感染有很大关系，患病的孩子常出现水肿、血尿、血压升高等症状。其中水肿是最早出现的症状，常见于眼睑、颜面部以及小腿部，而约有一半的孩子会有肉眼血尿，颜色为洗肉水样或浅茶色，持续 1~2 周。血压在疾病初的 1 周内出现增高，随后会逐渐恢复正常。

偏方 1

茅根有凉血止血、清热解毒的作用，对小便不利、小儿肾炎引起的水肿有很好的缓解作用，能缩短病程。

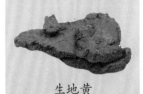

生地黄

使用指南
每日 1 剂，3 岁以下的小儿根据自身情况酌情减量。

同材不同样
可以直接用鲜茅根煎汁饮用，也有很好的疗效。

鲜茅根饮

对小儿肾炎有效

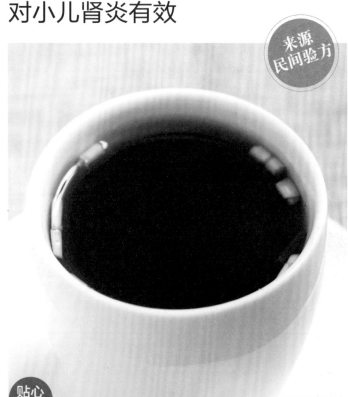

来源
民间验方

贴心叮嘱 脾胃虚弱，大便泄泻的宝宝不宜用本方。

材料： 鲜茅根 250 克，大小蓟 30 克，生地黄 15 克。

制作： 将材料加水 600 毫升，大火烧开后用小火煎至 200 毫升汤汁。

偏方 **2** 麦穗仁饮
清利消肿

麦穗仁又叫嚼床草，是清热解毒、利水消滞、活血止痛的良药。对感冒发热、咳嗽、小儿肾炎以及小儿疳积都能起到很好的治疗功效。

材料： 鲜麦穗仁适量。

制作： 将鲜麦穗仁加水煎15分钟即可。

使用指南

每日1剂，分3次服用。

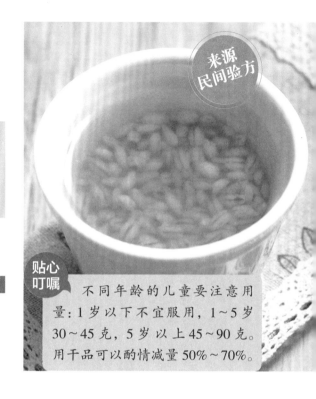

来源
民间验方

贴心叮嘱

不同年龄的儿童要注意用量：1岁以下不宜服用，1～5岁30～45克，5岁以上45～90克。用干品可以酌情减量50%～70%。

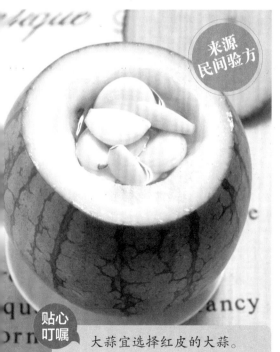

来源
民间验方

贴心叮嘱

大蒜宜选择红皮的大蒜。

偏方 **3** 大蒜蒸西瓜
利水消肿

此方能够起到利水消肿的作用，非常适合患有急性肾炎的小儿食用。

材料： 大蒜40克，西瓜1个。

制作： 西瓜挖一个洞，然后将剥皮的大蒜放入西瓜内，用瓜皮盖好洞口。洞口朝上放入锅内，隔水蒸熟。

使用指南

趁热食用，1天内分数次食用完。

烧烫伤

Q 宝宝烧伤、烫伤后，饮食上应该注意什么？

A 烧烫伤后的宝宝，开始的1~2天内少进食，可以喝一些淡糖水。然后逐渐少量进食，可以喝一些米汤等，每天宜少量多次。恢复正常饮食后，每天同样少量多次，一般需要坚持1~2周的时间。选择食物要清淡、易消化，少吃辛辣刺激的食物。

偏方 1

苍术麻油方
加速烫伤皮肤愈合

麻油含有丰富的卵磷脂，有滋润皮肤的功效，还能消炎止痒。苍术能防止皮肤水肿，对皮肤烫伤很有益。

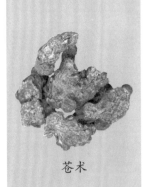

苍术

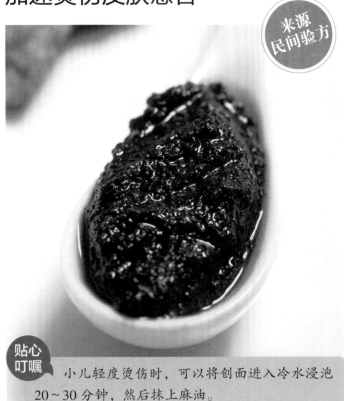

来源
民间验方

贴心叮嘱 小儿轻度烫伤时，可以将创面进入冷水浸泡20~30分钟，然后抹上麻油。

使用指南
取适量药糊敷在烫伤部位，每日3次。

材料： 苍术、麻油各适量。
制作： 苍术烘干后研成末，然后调入适量麻油，搅拌均匀成稀糊状。

偏方 2

姜汁鸡蛋
止痛

此方有很好的止痛、促进皮肤复原的功效，可用于宝宝轻度烧烫伤。

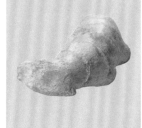

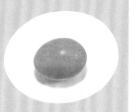

使用指南

将创面清理干净，然后将混匀的药汁涂在上面，每日换 6 次，不可包扎。

同材不同样

也可以用姜汁加白糖溶解后涂于伤口处。

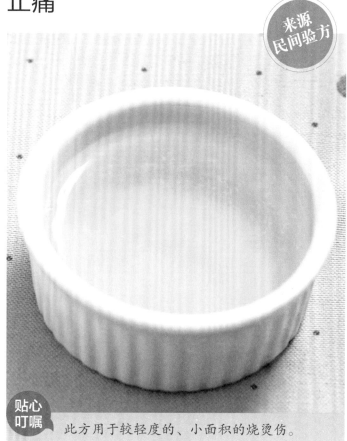

来源
民间验方

 贴心
叮嘱
此方用于较轻度的、小面积的烧烫伤。

材料：鲜生姜适量，鸡蛋 1 个。

制作：将鲜生姜榨汁，鸡蛋取蛋清，两者混合调匀。

家庭医生

小儿烧烫伤后，首先要降温，立即将小儿的创口部位浸泡到冷水中冲洗，一般要持续 20 多分钟。然后用消毒的药布盖在伤口上，立刻送往医院治疗。如果是化学物质灼伤，要用流动的水冲洗，绝对不能泡在水里，否则容易造成更严重的伤害。

蚊虫叮咬

Q 夏天蚊子多，有什么妙招能减少对宝宝的叮咬么?

A 1. 家里的卫生要搞好，定时清洁垃圾、积水等，时常为屋子通风换气。

2. 在室内喷洒些白醋能够达到驱蚊的效果。可以将灯外装饰一层橘红色的外罩，有助于驱蚊。

3. 用蚊帐比蚊香、电蚊香好，以免蚊香所含的化学物质给宝宝健康带来伤害。

偏方 1

芦荟汁能消炎杀菌、防蚊虫叮咬、止痛、排毒素，对蚊叮虫咬有很好的杀菌消毒，去红肿的疗效。

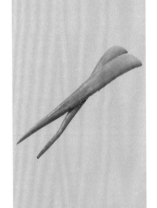

使用指南

涂于患处即可，每日数次。

芦荟叶汁
止痛消肿

来源 民间验方

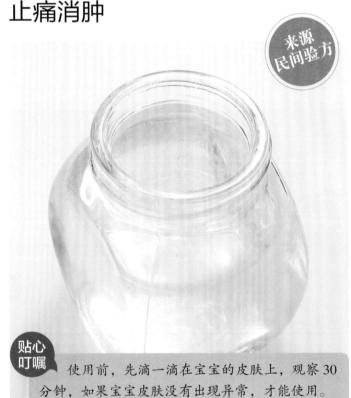

贴心 叮嘱 使用前，先滴一滴在宝宝的皮肤上，观察30分钟，如果宝宝皮肤没有出现异常，才能使用。

材料： 鲜芦荟叶适量。

制作： 将芦荟叶洗净、去刺、去皮，切成小块，放入料理机中打碎、过滤，然后将芦荟鲜汁装入瓶中，放入冰箱内贮藏。

偏方 2

氯霉素眼药水有消炎的作用，对蚊虫叮咬可以起到止痛止痒的效果。如果小儿将创口抠破有轻度发炎，也可以用氯霉素眼药水，能达到消炎的目的。

贴心叮嘱　使用前要考虑到宝宝可能对氯霉素眼药水产生过敏的可能。

使用指南

蚊虫叮咬后，将1~2滴氯霉素眼药水涂擦在创口处。

氯霉素眼药水方
止痛止痒

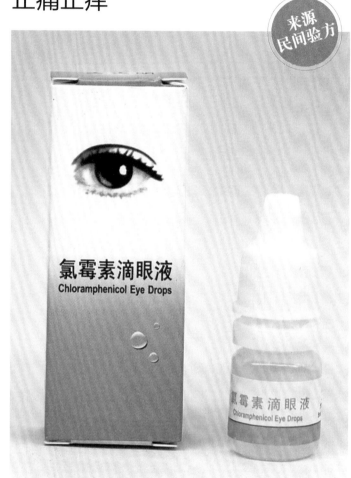

来源
民间验方

材料：氯霉素眼药水。

 家 庭 医 生

1. 宝宝被蚊虫叮咬后，可以选择用淡盐水或冰块冷敷。
2. 可以涂复方炉甘石洗剂或者氧化锌软膏。

误吞异物

Q 怎么发现宝宝被东西噎住了？

A 宝宝常把一些小东西往嘴里送，很容易堵住呼吸道，汤圆、果冻、小玻璃球、硬币等都是常见的堵塞物。被噎住后，如果不严重的话，宝宝可能咳嗽几声，父母很容易忽略掉，这是很危险的，如果异物一直停留在呼吸道，易导致宝宝出现肺部感染。噎得严重的宝宝不能说话、呼吸困难、剧烈的咳嗽、面色苍白或者发黑，继而窒息，要立即清除异物、进行抢救。

偏方 1 海姆利克法
迫使异物排出

来源
民间验方

方法

1. 孩子站立，然后家长站在孩子背后。
2. 双手环抱孩子的腹部。
3. 一只手握拳，大拇指关节顶住宝宝的肚脐部位，另一只手压在上面。
4. 用力向宝宝腹部的内上方猛击 3~5 次，压迫肺底产生气流，促使异物排出。

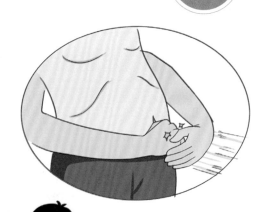

贴心叮嘱

1. 本方法只适用于可以站立的 3 岁以上的儿童，且意识清楚。
2. 用力按压时注意不要伤到宝宝的肋骨。
3. 如果上述方法无效，立刻送往就近的医院。

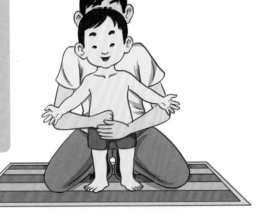

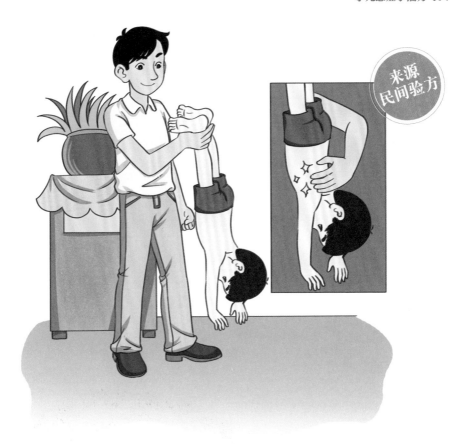

来源
民间验方

偏方 **2** 拍背法
异物较深的解决法

方法

1. 用手提起孩子的两腿，使其头朝下。

2. 然后用另一只手轻拍其背部，利用重力和肺内的压力促使异物排出。

贴心叮嘱 此方法用于因异物滑入下呼吸道的情况。

家庭医生

1. 如果宝宝误食了较小的东西，若没有出现咳嗽、呼吸困难、口唇发青等表现，家长们不必担心，也不要想法催吐或用导泻的方法，这样反而不好，很容易使得没有进入气管的异物反而进入气管，引起宝宝窒息。

2. 一般异物能够随肠道蠕动，然后通过粪便排出来，为了促进异物的排出，家长们要多给宝宝食用富含维生素、膳食纤维的食物。宝宝排便时，要注意观察，直至确认异物排出来。

3. 若宝宝出现了呕血、腹痛、黑便等情况，要赶紧去医院进行检查和治疗。

擦伤

Q 擦伤了以后要怎么处理才算科学呢?

A 1.清洗创面。用淡盐水（9 克盐搭配 1 000 毫升的凉开水）清洗创面。

2.消毒。用碘酒给伤口周围的皮肤消毒，注意不要涂在伤口上。

3.涂药水。可以在创面上涂少量红药水或紫药水（新的伤口不宜用）。

4.包扎。用消毒的纱布包扎伤口，不要接触到水和其他脏物。

偏方 1

猪肺鱼腥草方

解毒消炎

此汤有解毒消炎的作用，可以预防伤口发炎、流脓、疼痛等。

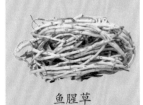

鱼腥草

使用指南

饮汤食肺，佐餐食用，每日 1 剂。

同材不同样

或者用鱼腥草根（不用叶子）熬汤，加冰糖饮用。

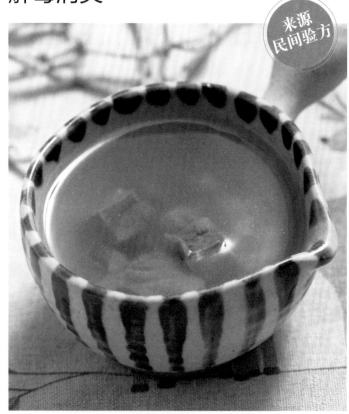

来源 民间验方

材料： 猪肺 200 克，鱼腥草 60 克，盐适量。

制作： 猪肺洗净，同鱼腥草一同煮汤，煮熟后去药渣，加盐调味。

偏方 2 南瓜叶方
适用于擦伤、刀伤

南瓜叶有止血、清热的作用，可用于外伤出血、创伤的治疗。

材料： 南瓜叶适量。

制作： 将南瓜叶晒干，研成粉末备用。

使用指南

将伤口消毒后，取适量粉末敷上，每日 3 次。

同材不同样

南瓜叶洗净，绞成汁，涂在消过毒的伤口上。

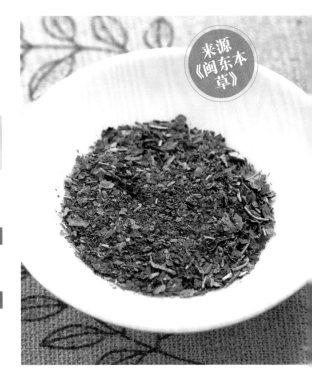

来源《闽东本草》

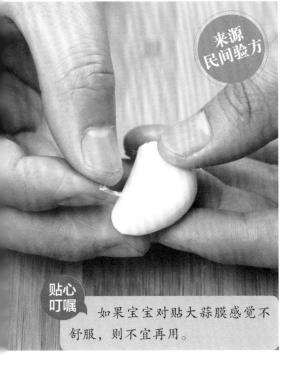

来源 民间验方

贴心叮嘱 如果宝宝对贴大蒜膜感觉不舒服，则不宜再用。

偏方 3 大蒜膜方
杀菌消毒

大蒜膜能够杀菌消毒、化瘀消肿、止痛，对擦伤、扭挫伤有很好的治疗作用。

材料： 大蒜 1 头。

制作： 将大蒜瓣的内衣（蒜皮最内层薄膜）取下备用。

使用指南

将大蒜膜贴在伤口上，每天换 1 次，直至伤口愈合。

晒伤

Q 宝宝皮肤晒伤了要怎么处理?

A 保持晒伤皮肤的湿润,并且不要擦掉晒伤的死皮;每天涂3次润肤液,帮助溶化死皮,但要注意不要用含有香料和有刺激性的润肤液;不要用任何化妆品,待皮肤自然冷却后,用干净的纱布蘸冰水敷脸;给宝宝洗澡,并在洗澡水中加1小勺苏打粉,为皮肤降温,缓解皮肤红肿。

偏方 1

酸奶方

保护皮肤

酸奶中含有丰富的维生素,能够维持皮肤健康和完整,保护皮肤健康,防止皮肤角化。另外,还有杀菌、促进愈合的功效,对晒伤、烧伤、牛皮癣也有很好的作用。

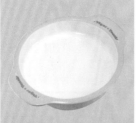

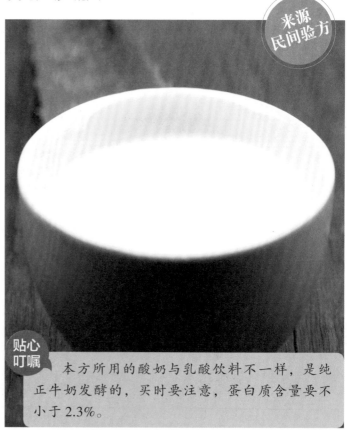

来源
民间验方

贴心
叮嘱

本方所用的酸奶与乳酸饮料不一样,是纯正牛奶发酵的,买时要注意,蛋白质含量要不小于2.3%。

使用指南

将冷藏的酸奶摇匀后均匀涂抹在晒伤的部位,30分钟后洗掉,每天涂抹数次。

材料: 酸奶适量。

制作: 将酸奶放入冰箱冷藏保存10分钟。

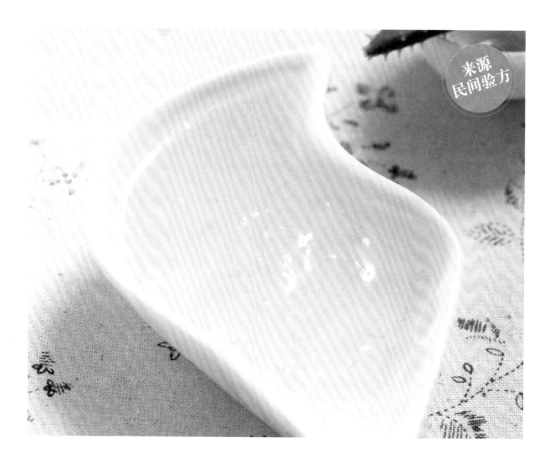

偏方 2 芦荟汁
清凉修复

芦荟能够起到清凉、修复受损皮肤的作用，还能杀菌消炎、消肿止痛。是治疗晒伤的很好的选择。

材料： 芦荟叶片适量。

制作： 芦荟叶片切成小片，然后捣成糊状备用。

使用指南

将芦荟叶糊敷在晒伤处，然后用纱布包好即可。每天换 1 次。

贴心叮嘱

捣糊用的器具一定要经过消毒。

食用芦荟前一定要做皮肤试验，以免引起过敏。

同材不同样

也可以将芦荟叶洗净，撕去表皮，晒伤部位消毒后，轻轻将芦荟叶汁涂上，隔一会儿涂抹 1 次。

来源
民间验方

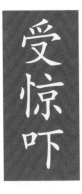

Q 宝宝受到惊吓后要怎么办呢?

A 1. 家长们可以多拍拍宝宝，摸摸他，用亲昵的方式（多一些肢体交流）帮宝宝平复情绪。

2. 多用温柔的声音给宝宝说话，帮着宝宝做些按摩，这样能够增加宝宝的安全感。

3. 缺钙的宝宝容易受到惊吓，注意给宝宝合理补充维生素 D 和钙。

偏方 1 推拿法

缓解小儿受惊

此方法能够起到安神镇静的功效，对小儿因受惊出现夜哭烦躁有一定效果。

其他方法

家长也可以掐揉宝宝的五指的五个穴位：大拇指间关节背面的横纹，其他四指近端指尖关节背面的横纹。

方法

1. 家长用食指和中指夹住孩子两个耳朵的耳尖，往上提耳尖 3~4 次。

2. 用拇指和食指拉耳垂 3~4 下。

3. 将一只手放在孩子头顶，另一只手托住孩子下颌部，稳定后轻轻摇晃孩子的头部。

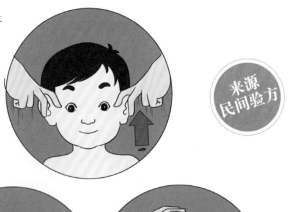

来源
民间验方

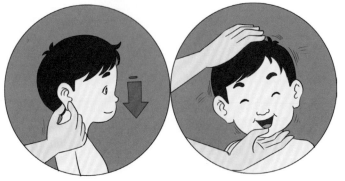

偏方 2

清炖二骨汤
补虚补钙

此汤能增加宝宝对钙质、蛋白质的吸收，起到补虚的效果，可以预防宝宝因缺钙而出现受惊吓的状况发生。

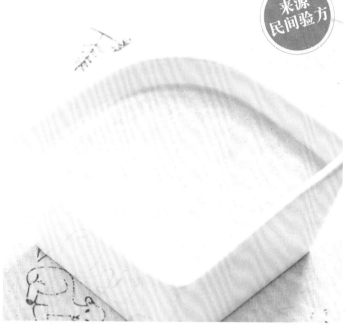

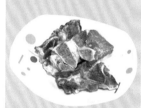

材料： 猪骨头、黑鱼骨各 250 克，盐适量。

制作： 1. 将猪骨、黑鱼骨洗净，砸碎。

2. 将猪骨和黑鱼骨放入锅中，加适量清水炖至汤呈白色且黏稠时，加盐调味即可。

 家 庭 医 生

爸爸妈妈可以给宝宝按摩，来安抚受惊吓的宝宝。

用中指按摩足三里穴和劳宫穴，可以起到显著的安神作用。按摩时要轻柔一些，避免用力过大反而起不到镇定的作用，每个穴位按摩 10 分钟左右。

足三里穴：位于外膝眼下四横指，胫骨外侧约一横指处。

劳宫穴：位于人体的手掌心，第 2、3 掌骨之间偏第 3 掌骨，握拳屈指的中指尖处。

使用指南

佐餐食用，每日 1 次。

同材不同样

猪骨头也可以搭配莲藕、红枣等一起炖汤食用。

来源民间验方

急性喉炎

Q 引起宝宝急性喉炎的原因有哪些，会有什么表现？

A 引起急性喉炎的原因包括：

1. 病毒或细菌感染。其中以混合感染较多。

2. 宝宝自身原因。如喉腔狭小、黏膜组织疏松、血管和淋巴管丰富，容易引起喉头的水肿等。急性喉炎的宝宝常表现为声音嘶哑、吸气性困难，"空、空"的犬吠样咳嗽以及烦躁、发热、出汗等，救治不及时会导致窒息死亡。

偏方 1

胖大海性凉，能清利咽喉、清泻肺热，是治疗咽疾的重要选材之一；而麦冬能清心除烦、养阴润肺；甘草能清热解毒、镇咳祛痰。三者一起煎汤饮用，对小儿急性喉炎有辅助治疗效果。

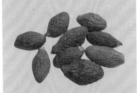

胖大海

使用指南
代茶饮，每天 3 次。

同材不同样
也可加金银花 9 克，一同煎服。

海冬甘草饮
辅助治疗小儿急性喉炎

来源《中国中医儿科金方选编》

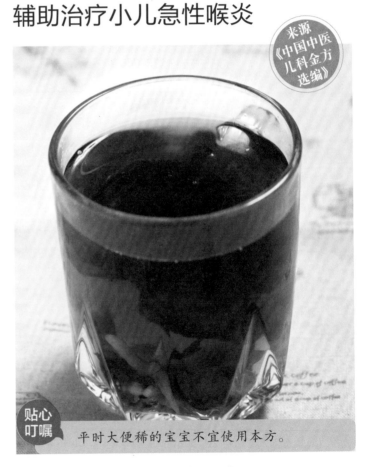

贴心叮嘱 平时大便稀的宝宝不宜使用本方。

材料：胖大海、麦冬、生甘草各 9 克。

制作：将材料用 200 毫升开水冲泡或煎汤 15 分钟。

偏方 2 麦冬丸
治疗咽喉肿痛

此方对虚热上攻、咽喉肿痛、生疮有很好的效果，适合急性喉炎的小儿服用。

材料： 麦冬 50 克，黄连 5 克，蜂蜜适量。

制作： 将材料研成末，用蜂蜜制成梧桐子大小的丸子。

使用指南
每日服用 20 丸，分 3 次服用。

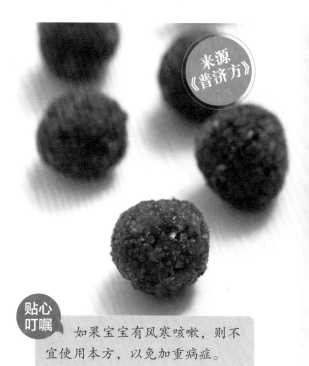

来源
《普济方》

贴心叮嘱
如果宝宝有风寒咳嗽，则不宜使用本方，以免加重病症。

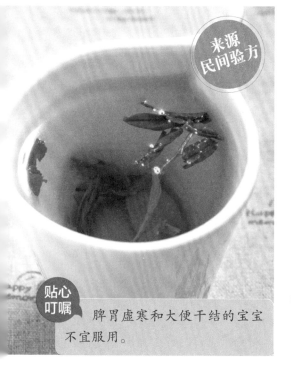

来源
民间验方

贴心叮嘱
脾胃虚寒和大便干结的宝宝不宜服用。

偏方 3 橄榄茶
清咽利喉

橄榄有清咽利喉、生津止渴、解毒消肿的作用，对小儿急性喉炎引起的声音嘶哑、咽喉肿痛有很好的作用。

材料： 橄榄 1 枚，绿茶 1 克。

制作： 橄榄连核切成两半，然后与绿茶一起放入杯中，冲入开水闷 5 分钟。

使用指南
代茶饮，每日 1 剂。

同材不同样
也可以取鲜橄榄 3 枚、鲜萝卜 1 个，煮茶饮用。

夏季热

Q **什么夏季热，宝宝出现夏季热后会有什么表现？**

A 夏季热也叫"暑热证"，婴幼儿特有，与炎热气候有关。患儿会出现长期发热（38~40℃），同时可伴有感冒、食欲下降、口渴、多饮多尿、汗闭或少汗等。夏季热通常历时1~2个月，秋凉后会逐渐消退。一般认为，小儿先天禀赋不足容易出现夏季热，如早产儿、肾气不足的宝宝等。当然，宝宝营养差、脾胃虚弱、疾病等也可能增加患病的几率。

偏方 1

三叶饮

清热解暑

此汤有清心解暑、消暑利湿、健脾升阳等作用，宝宝夏季饮用，能很好地预防和辅助治疗夏季热的发生。

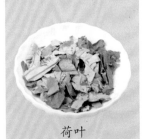

荷叶

使用指南

代茶饮，每日1剂。

同材不同样

或者用鲜荷叶和蜂蜜按1:1加水煎服。

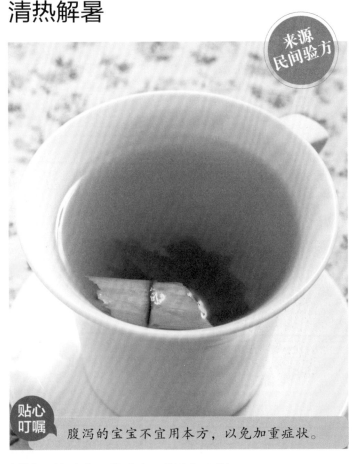

来源
民间验方

贴心叮嘱 腹泻的宝宝不宜用本方，以免加重症状。

材料： 丝瓜叶、苦瓜叶、荷叶各2张。

制作： 将材料加水煎汤15分钟即可。

偏方 2

荸荠金银花汁

清热生津

荸荠营养丰富，被称为"地下雪梨""江南人参"，有清热开胃的效果，特别适合在夏季食用，对防治宝宝夏季热效果很好；而金银花也有清热的效果。搭配一起，效果更佳。

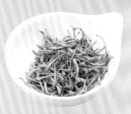

金银花

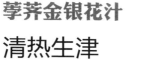

来源
民间验方

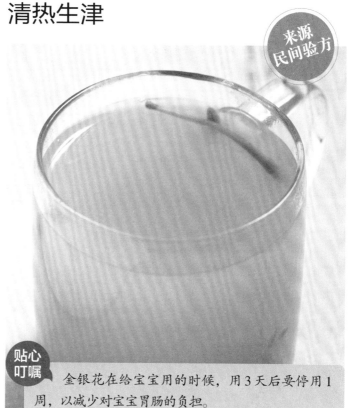

贴心叮嘱 金银花在给宝宝用的时候，用3天后要停用1周，以减少对宝宝胃肠的负担。

材料： 荸荠 250 克，金银花 25 克。

制作： 荸荠去皮后捣烂，取汁，然后将荸荠汁与金银花一同加水煎 10 分钟左右即可。

使用指南

代茶饮，每日1剂，分数次服用。

同材不同样

直接用金银花、菊花、茉莉花一同泡茶饮用即可。

 家 庭 医 生

1. 宝宝得了夏季热，爸爸妈妈给宝宝的饮食清淡且富有营养，油炸、油腻的食物不要给宝宝吃。

2. 宝宝居住的房间要阴凉通风，避免气温过高。

3. 宝宝汗较少的时候，可以适当给宝宝用温水洗澡，每天 2~3 次，每次 5~10 分钟即可。平时皮肤干爽时不要用爽身粉，吸入过多对肺不好。

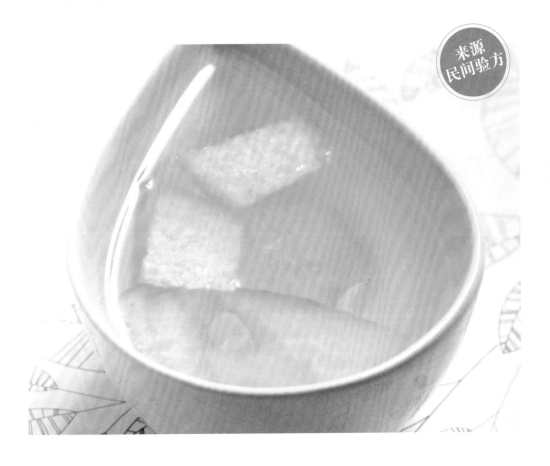

来源
民间验方

偏方 **3** 冬瓜百合汤
清热养心

冬瓜能清热解毒、消暑利湿，百合能养心安神、润肺止咳、滋养补体。一起煮汤，可以起到防治夏季热、补虚的效果，适合身体虚弱的宝宝。

材料： 冬瓜 150 克，百合 15 克，白糖适量。

制作： 1. 冬瓜洗净、切片；百合泡好，去杂洗净。

2. 将冬瓜片和泡好的百合一同放入锅内，加适量水煎 10 分钟左右。

3. 煎好后，用白糖调味即可。

贴心叮嘱

冬瓜和百合都属于凉性食物，脾胃虚寒、阳气不足、身体消瘦的宝宝不宜食用。

使用指南

每日 1 剂，连服 3~5 剂。

同材不同样

百合 50 克，金银花 10 克，大米 100 克，一同煮粥食用。

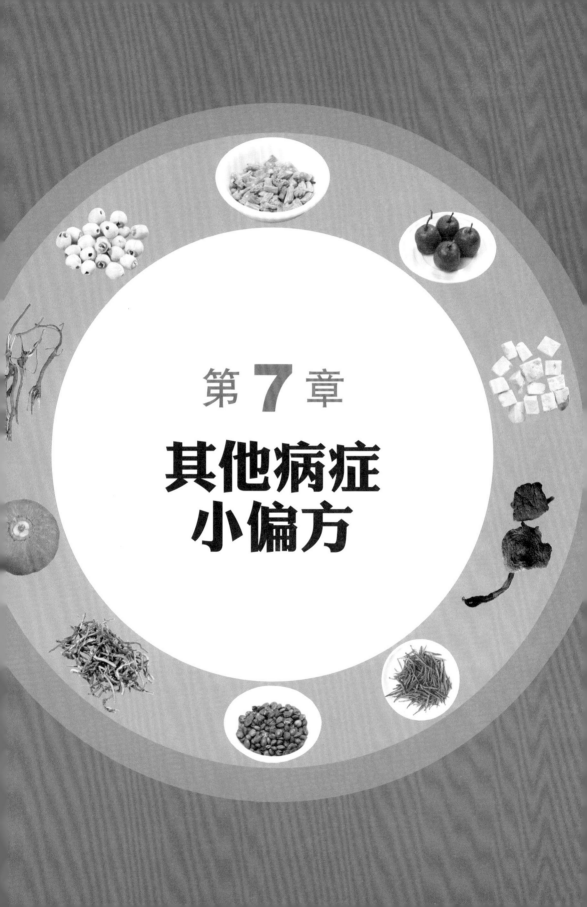

第 **7** 章

其他病症
小偏方

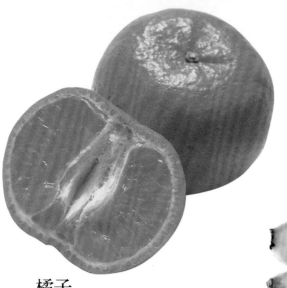

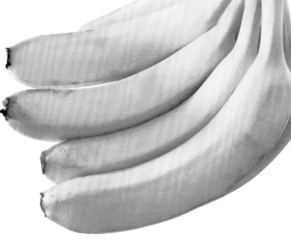

香蕉

香蕉被称为"快乐的水果"，所含的五羟色胺能够调节睡眠、让人心情愉悦，可以帮助治疗抑郁和情绪不安，缓解紧张、降低疲劳

橘子

橘子中含有丰富的维生素 C 和胡萝卜素，能够防止小儿体内铅对机体组织的损害

豆腐

豆腐是高蛋白、低脂肪的食物，含有丰富的钙、镁等元素，能够预防小儿佝偻病，改善人体脂肪结构，有助于减肥

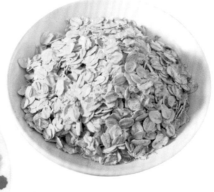

燕麦片

燕麦片中含有丰富的碳水化合物，吸收非常缓慢，容易让人产生饱腹感。而且膳食纤维含量也很可观，煮粥食用，对预防小儿肥胖很有用

虾皮

虾皮中钙、磷对小儿骨骼发育有积极作用

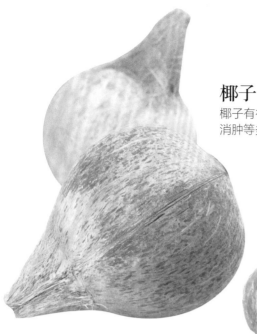

椰子

椰子有补虚、生津、杀虫、利尿
消肿等多重功效

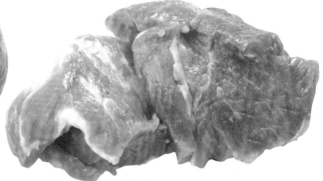

瘦肉

瘦肉中胆碱含量较高，有助于
流行型乙型脑炎、脑炎后遗症、
病毒性脑炎等疾病的恢复

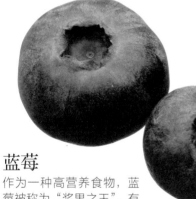

蓝莓

作为一种高营养食物，蓝
莓被称为"浆果之王"，有
很强的抗氧化功效，防止
细胞衰老

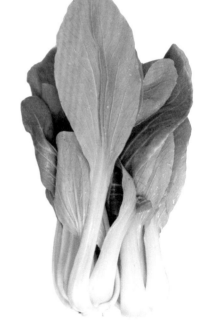

鱼肉

鱼肉中含有大量的不饱和脂肪酸，能够改
善脑功能、提高记忆力和判断能力，对脑
细胞发育有积极作用，患有多动症的小儿
应该多吃鱼

油菜

油菜富多种维生素，有消毒
解毒、行滞活血的功效

小儿抑郁

Q 如何预防孩子出现抑郁症呢？

A 父母关系不好、离异，儿童不受重视，与亲人很少有沟通，经常受到他人的冷言冷语等，都可能导致孩子抑郁。因此，父母要多鼓励孩子，坚决不能打骂；创造一个和谐的家庭氛围，尽量不在孩子面前吵架；多跟孩子沟通，多花时间陪孩子玩耍。

偏方 1

本方中柴胡能够疏肝解郁，香附能疏肝理气、止痛，川芎能行气活血，芍药能够养肝柔肝。所有材料搭配在一起，对长期抑郁引起的肝气郁滞有很好的调理效果。

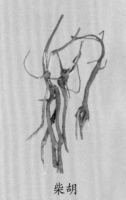

柴胡

使用指南
每日 1 剂，分成 2 次服用。

柴胡疏肝方

疏肝解郁

来源《医学统旨》

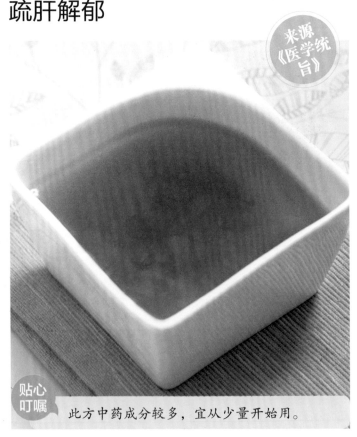

贴心叮嘱 此方中药成分较多，宜从少量开始用。

材料： 柴胡、陈皮（醋炒）各 3 克，川芎、芍药、枳壳（炒）各 1.5 克，香附 2.5 克。

制作： 将材料加水煎汤 15～20 分钟即可。

偏方 2 莲子白果炒蛋
养心安神

此方有养心安神的作用，小儿适当多吃能够防治抑郁症。

材料：莲子、白果各 20 克，鸡蛋 3 个，盐、植物油各适量。

制作：1. 莲子和白果去心，烘干，研成细末；鸡蛋打入碗中。

2. 将莲子粉和白果粉放入鸡蛋液中，加盐调匀。炒锅烧热放油，将鸡蛋液倒入，炒至两面金黄。

使用指南

每日 1 次，佐餐食用。

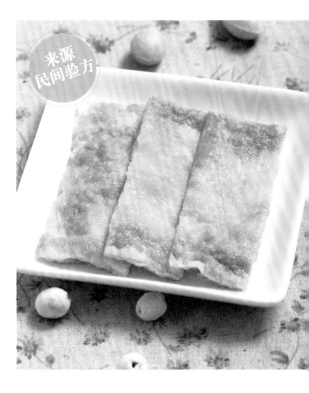

来源
民间验方

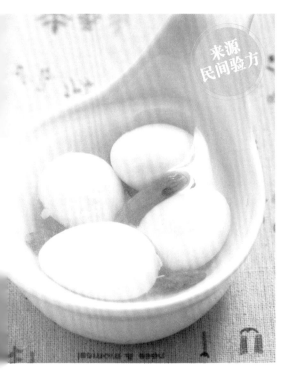

来源
民间验方

偏方 3 麦冬鹌鹑蛋方
养阴，清心，解郁

麦冬养阴生津、润肺清心，搭配鹌鹑蛋能缓解肝郁，适合抑郁的小儿经常食用。

材料：麦冬 15 克，鹌鹑蛋 10 枚，白糖 20 克。

制作：麦冬去心、洗净，鹌鹑蛋煮熟、去壳。将麦冬和鹌鹑蛋放入锅中，加水煮沸，小火煮 15 分钟，最后加白糖即可。

使用指南

每日 1 次，单独食用或佐餐。

多动症

Q 小儿多动症会有什么表现?

A 患有多动症的孩子,一般智力正常,但是注意力较涣散,活动比同年龄的孩子多,而且患儿较易冲动,不能很好的控制自己的行为,经常做一些危险的事,不考虑后果。

偏方 1

此粥安心定神、清热祛火,对心肾失交的多动症宝宝很有益处。

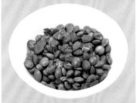

酸枣仁

使用指南

分2次服用,每日1次。

同材不同样

还可以取酸枣仁10克,生地黄15克,粳米100克,前两者煎汤后一同煮粥。

酸枣莲子粥

安定心神

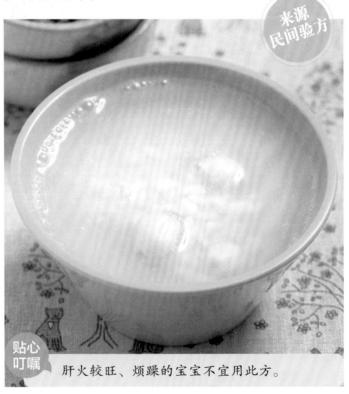

来源
民间验方

贴心
叮嘱　肝火较旺、烦躁的宝宝不宜用此方。

材料: 去芯莲子50克,酸枣仁10克,粳米150克,冰糖适量。

制作: 莲子、酸枣仁包好,同粳米一起入锅熬粥。粥好以后,将酸枣仁去掉,加冰糖调味即可。

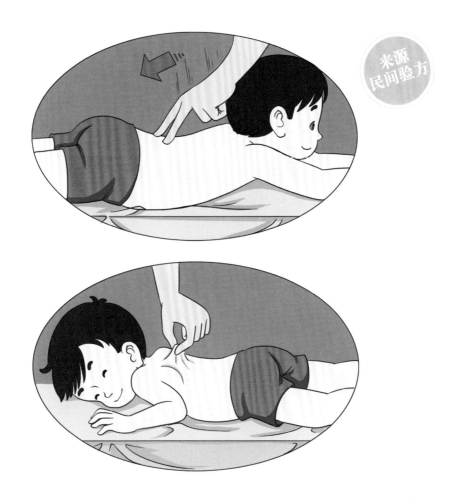

来源
民间验方

偏方 2 按摩方
辅助治疗多动症

方法

1. 食指与中指指面自上而下直推大椎至长强穴（即脊椎），每次推 50 次。

2. 自下而上捏小儿的背，捏 3 次，每捏 3 次，将皮提一下。

3. 隔日 1 次，10 次 1 个疗程。

贴心叮嘱

需要注意的是，在捏前，父母要先在小儿背部轻轻按摩几遍，放松小儿的肌肉。

佝偻病

Q 佝偻病的宝宝会出现什么不舒服的表现？

A 初期，宝宝可能出现睡眠不安，夜间啼哭、易惊，汗多，烦躁。如不治疗严重者发展到激期出现颅骨软化、囟门闭合迟缓、出牙慢、肌肉松弛、鸡胸、O 型腿或 X 型腿等。

偏方 1

此汤能够起到补肾壮骨的作用，对小儿佝偻病、小儿囟门不合有很好的防治效果。

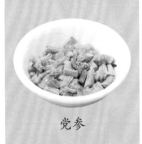

党参

使用指南

每日 1 剂。

补骨壮骨汤
壮骨

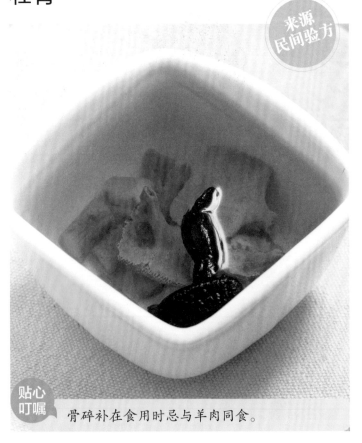

来源
民间验方

贴心叮嘱 骨碎补在食用时忌与羊肉同食。

材料： 龟板、骨碎补、党参各 9 克。
制作： 材料用水煎汤 15 分钟左右即可。

党参能补气健脾、补血，黄芪补气、益肺固表，搭配其他几味，能够辅助治疗小儿佝偻病、贫血等。

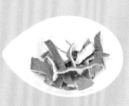

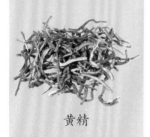

黄精

使用指南

每日 1 剂, 分 3~4 次服用。

补气健脾汤

治疗小儿佝偻病

来源 民间验方

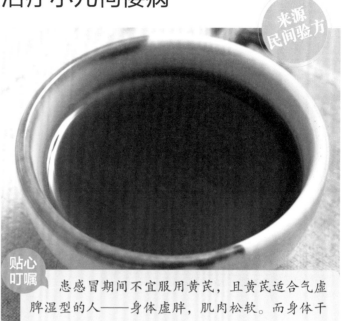

 贴心 叮嘱

　　患感冒期间不宜服用黄芪，且黄芪适合气虚脾湿型的人——身体虚胖，肌肉松软。而身体干瘦结实的人不宜服用黄芪。

材料： 党参、生黄芪、黄精各 10 克，土茯苓、陈皮各 6 克，丁香 1 克，红糖适量。

制作： 将上述材料加水 800 毫升，煎汤 3 次，每次 10~15 分钟，将药液合并后，浓缩成 100 毫升，加红糖搅匀。

家 庭 医 生

预防孩儿佝偻病要从胎儿期开始。

1. 妊娠期间，孕妈妈要多晒太阳，合理搭配饮食，可每天服用适量的鱼肝油。

2. 宝宝出生后，提倡母乳喂养。母乳中的钙，宝宝容易吸收；如果是人工喂养，要选择配方奶喂养。

3. 宝宝要多晒太阳，宝宝出生后要及时补充维生素 D 制剂。

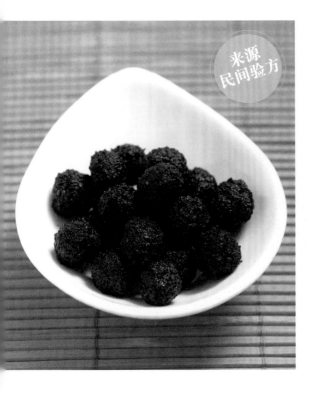

来源
民间验方

偏方 **3** 黄精大枣方
补虚

黄精能补气养阴、壮筋骨、补虚强壮，可以用来辅助治疗小儿佝偻病。此方中含有较丰富的钙、铁、蛋白质等元素，能养血壮骨，对小儿软骨病有很好的防治效果。

材料： 黄精 100 克，煨大枣 150 克，蜂蜜适量。

制作： 将材料焙干，研成细末，然后炼蜜成黄豆大小的药丸。

使用指南

开水调服，每次 6 克，每日 3 次。

偏方 **4** 猪骨菠菜汤
养血利骨

此汤中含有较丰富的钙、铁、蛋白质等元素，能养血利骨，对小儿软骨病有很好的防治效果。

材料： 猪脊骨、菠菜各适量。

制作： 将猪骨砸碎后，熬汤40分钟左右，然后加入切段的菠菜稍煮即可。

使用指南

饮汤吃菜，最后将骨髓亦吃下。每日 2 次。

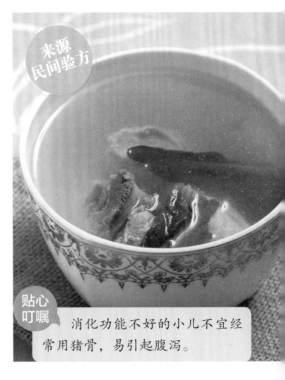

来源
民间验方

贴心
叮嘱

消化功能不好的小儿不宜经常用猪骨，易引起腹泻。

乙型脑炎

Q 乙型脑炎什么时候容易发生？宝宝会有什么表现？

A 乙型脑炎是一种由病毒引起的传染病，以蚊子为传播媒介，因此好发于夏秋季节，学龄前的儿童易发。得了乙型脑炎后，轻症的小儿会出现发热（低于40℃）、头痛、嗜睡等现象，1周左右即可消失。重症患儿可能出现意识障碍、精神异常、不能说话、吞咽困难等，一般都会逐渐恢复。如果上述症状持续半年以上，多为后遗症，需积极康复治疗。

偏方 1

此茶有清热解毒的作用，对乙脑引起的高热、头痛、嗜睡有缓解作用。

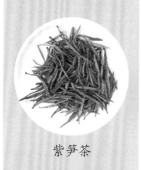

紫笋茶

使用指南
每日1次。

同材不同样
生石膏60克，水牛角120克，板蓝根40克，加水煎汤饮用。

石膏茶

清热解毒

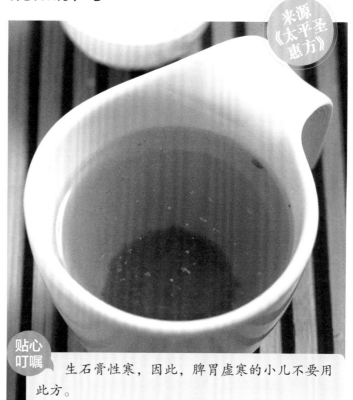

来源
《太平圣惠方》

贴心叮嘱 生石膏性寒，因此，脾胃虚寒的小儿不要用此方。

材料： 生石膏60克，紫笋茶末3克。

制作： 1. 生石膏捣成细末，加水煎10～15分钟，去渣。
2. 用生石膏汁泡紫笋茶末饮用即可。

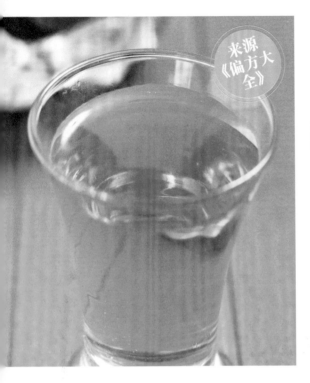

来源《偏方大全》

偏方 2 杨梅露酒
治疗普通型乙型脑炎

此方主治高热、多汗、头晕头痛、恶心呕吐等表现的普通型乙型脑炎。

材料：鲜杨梅 500 克，白糖 80 克。

制作：1. 杨梅洗净，加白糖捣烂，密封 7~10 天发酵成酒。

2. 用纱布绞汁，然后煮沸，装瓶保存。

使用指南

每日 1~2 次，每次 10 克。

偏方 3 荸荠雪梨汁
清热化痰

本方中荸荠有抑菌作用，搭配雪梨有清热化痰的功效，适合流行性乙型脑炎的辅助治疗。

材料：荸荠 60 克，雪梨 150 克，蜂蜜适量。

制作：荸荠去皮，洗净，切块；雪梨洗净，去皮和子，切块。打成汁后，加入蜂蜜搅匀即可。

使用指南

经常饮用，每天 1 杯。

来源民间验方

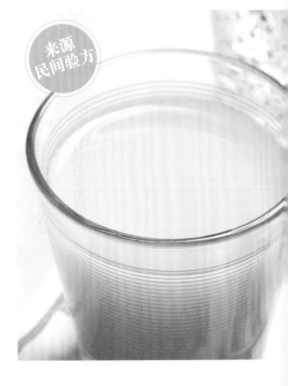

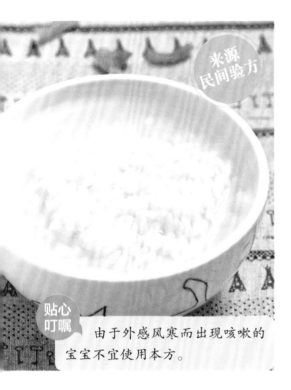

来源
民间验方

贴心
叮嘱
由于外感风寒而出现咳嗽的
宝宝不宜使用本方。

偏方 4 天冬粥
滋养

天冬粥有滋阴养血的作用, 对阴气
亏损的乙型脑炎有很好的效果, 能
缓解形体消瘦、低热盗汗等症状。

材料: 天冬 30 克, 粳米 100 克, 冰糖适量。
制作: 天冬煎汁 10 ~ 15 分钟, 去渣, 与
粳米同煮粥, 最好加冰糖即可。

使用指南
每日 2 次。

同材不同样
人参 9 克, 天冬 6 克, 生地黄 15 克,
煎汤服用, 用于乙型脑炎后期治疗。

偏方 5 石膏知母粥
化气阻呕

生石膏、知母具有化气、阻呕的作
用。本方对普通型的流行性乙型脑
炎有较好的疗效。

材料: 生石膏 30 克, 知母 9 克, 甘草
6 克, 粳米 9 克。
制作: 前三味药煎 10 ~ 15 分钟, 去渣
后同粳米一同煮粥食用。

使用指南
每日 1 剂, 连服数剂。

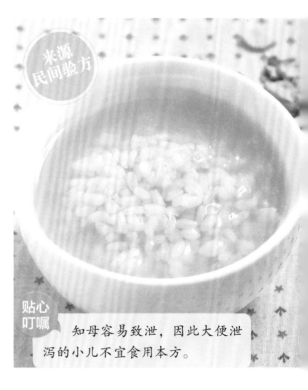

来源
民间验方

贴心
叮嘱
知母容易致泄, 因此大便泄
泻的小儿不宜食用本方。

小儿肥胖

Q 肥胖会给小儿的身体健康带来什么危害？

A 肥胖的婴儿学会走路比正常婴儿晚，且容易导致关节疼痛，以后出现扁平足、膝内翻等的几率增大；成年以后患脂肪肝、高血压、糖尿病、动脉粥样硬化症以及冠心病等疾病的机会大大增加；还可能造成患儿自卑、抑郁的消极情绪。因此，家长们要帮助孩子养成良好的饮食习惯和生活习惯。

偏方 1

桑白皮泻肺平喘、利水消肿，搭配荷叶，能够起到消食化积、降脂、补气的功效，适合痰浊内盛的肥胖儿。

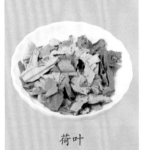

荷叶

使用指南

每天1次，坚持饮用。

荷叶桑白皮饮
消食化积

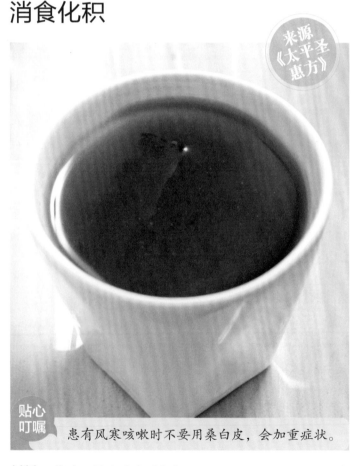

来源《太平圣惠方》

贴心叮嘱 患有风寒咳嗽时不要用桑白皮，会加重症状。

材料： 荷叶、桑白皮各20克。
制作： 材料加水煎10～15分钟既可。

偏方 2

冬瓜被认为是减肥的绝佳食材，不含脂肪、含钠量低，有利尿排湿、消肿、清热解暑等多种功效。

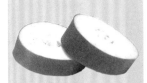

冬瓜汤
消肿利尿

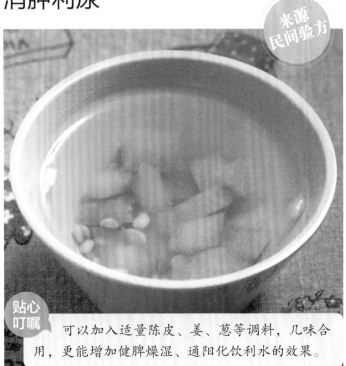

来源
民间验方

贴心叮嘱 可以加入适量陈皮、姜、葱等调料，几味合用，更能增加健脾燥湿、通阳化饮利水的效果。

材料： 冬瓜、盐各适量。

制作： 冬瓜洗净、切块，连皮带子熬汤，最后加盐调味即可。

疗效揭秘

喝了 2 个月的冬瓜汤，宝宝体重减了不少

我家宝宝食欲很好，每天都吃得很多，肥瘦肉都不排斥，结果身体越来越胖，后来成了"小胖墩儿"，这样下去可以不行啊，肥胖对宝宝生长发育甚至以后的健康可不好。后来我就每天让他喝碗冬瓜汤，少吃肥肉，多出去动动。坚持了 2 个月，足足减轻了 10 斤。

使用指南

每天 1 次。

偏方 3

山楂汁拌黄瓜
降脂减肥

黄瓜中含有抑制糖类向脂肪转化的物质，能帮助减肥；山楂能促进食物的消化，减少脂肪堆积。两者搭配能强身健体，减肥瘦身。

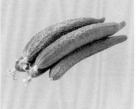
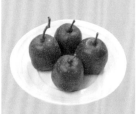

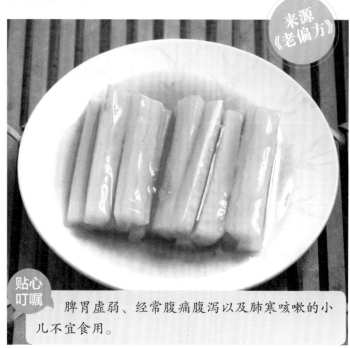

来源《老偏方》

贴心叮嘱 脾胃虚弱、经常腹痛腹泻以及肺寒咳嗽的小儿不宜食用。

材料： 嫩黄瓜 5 根，山楂 30 克，白糖适量。

制作： 1. 黄瓜去皮、去心以及两头，洗净、切条，然后入锅煮熟，捞出。

2. 山楂洗净，放入锅中加 200 毫升水，煮至 100 毫升。

3. 山楂汁加白糖，小火熬至糖溶化。

4. 将晾干的黄瓜条和熬好的山楂糖汁拌匀即可。

家庭医生

家长可以在小儿睡前按摩天枢穴（位于肚脐两侧左右各三指宽的地方）：双手食指指端以顺时针打圈的方式同时揉天枢穴 50～100 次，然后换逆时针重复 1 次。长期坚持下去。

使用指南
单独食用，每日 2 次。

寄生虫病

Q 宝宝最容易得的寄生虫病有哪些，如何避免呢？

A 蛔虫、蛲虫、绦虫、钩虫病等都是宝宝常见的肠道寄生虫病，大都与宝宝个人卫生有关，如经常吮吸手指头、吃不洁净的食物、玩儿泥巴或者在地上爬玩后不洗手就吃东西等，很容易导致虫卵吞入口中，感染上疾病。因此，要教导宝宝注意个人的卫生，养成良好的饮食习惯，父母要注意经常烫洗宝宝穿过的内衣裤等。另外，还要注意粪便的处理。

偏方 1

南瓜富含 B 族维生素、胡萝卜素和纤维素等，可以帮助驱除蛔虫、绦虫等，适合 9 个月以上的宝宝食用。

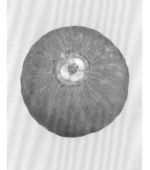

使用指南
单独食用。

南瓜拌饭

驱虫

来源
民间验方

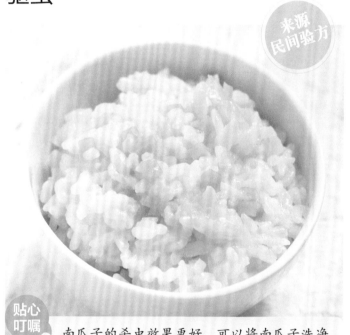

贴心叮嘱 南瓜子的杀虫效果更好，可以将南瓜子洗净凉干后，将南瓜子取仁研成细末，给宝宝调服。

材料：南瓜 1 片，白米 50 克，白菜叶 1 片，盐、油各适量。
制作：1. 南瓜去皮，洗净，切成碎粒；白米淘净。
2. 白米用水泡一下，放入电饭煲内，煮沸后加入南瓜粒、白菜叶，继续煮。
3. 待米和瓜粒熟烂后，稍加油和盐调味即可。

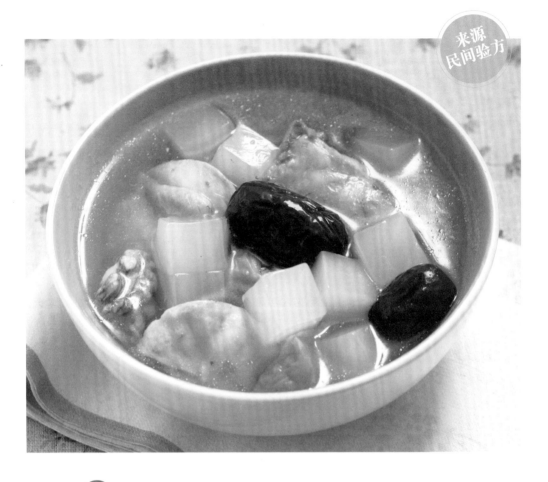

来源
民间验方

偏方 **2** 海南椰鸡汤
驱虫健身

贴心
叮嘱

如果小儿睡眠不佳，口干舌
燥，不宜吃椰子。

椰子无论肉和汁都有驱虫的作用，
鸡肉、核桃仁营养丰富。一起炖食，
能驱虫健身，有利于宝宝健康地生
长和发育。

材料： 椰子1个，鸡1只（约600克），
姜片10克，核桃仁、红枣各50克，
盐适量。

制作： 1.鸡处理好，洗净去皮，放入开
水中泡5分钟，切块。

2.核桃仁浸泡，除去油味；红枣
洗净去核；椰子取汁，椰肉切块。

3.将备好的材料放入开水中，加
1 500毫升水，用大火烧开，小
火煲3小时，盐调味即可。

使用指南

佐餐食用，每日1次，连用1周。

偏方 3 黄连乌梅煎

驱虫

此方能帮助驱虫，适合宝宝饮用。

材料：乌梅 10 颗，花椒、黄连各 10 克，甘草 6 克。

制作：将上述材料加水煎 15 分钟即可。

使用指南

每日 1 剂，分 2 次服用。

同材不同样

或者用芝麻秸 250 克，葱白 50 克，乌梅 30 克，煎汤饮用。

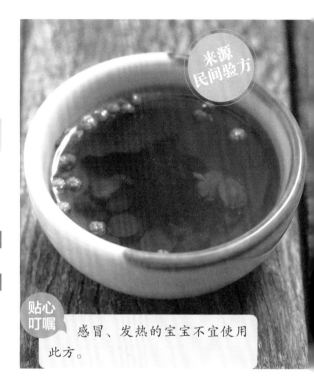

来源 民间验方

贴心 叮嘱

感冒、发热的宝宝不宜使用此方。

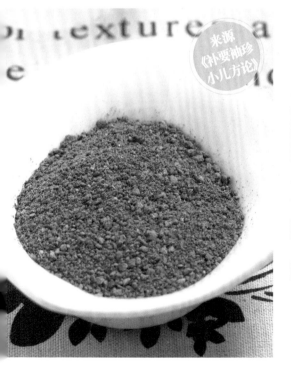

来源 《补要袖珍 小儿方论》

偏方 4 使君子散

治疗腹内有虫

使君子有显著的驱虫、抗菌的作用，是驱虫的良药。

材料：使君子（去壳）、米汤各适量。

制作：将使君子研成末，用米汤调服。

使用指南

早饭前空腹饮用。

同材不同样

也可以取使君子 5 克，槟榔 5 克，雄黄 2.5 克，研末服用。

癫痫

Q 如何避免孩子出现癫痫呢？

A 孕妇要注意防止孕期各种感染、平衡营养。另外，要定期进行检查，生产时注意避免新生儿的脑损伤。宝宝出生后如果患惊厥，家长要足够的重视，及时诊断和治疗。

偏方 1

榛蘑有祛风活络、强筋壮骨的作用，常用于佝偻病、癫痫的治疗。本方能帮助缓解癫痫症状。

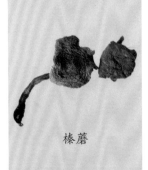

榛蘑

使用指南
每日 1 剂。

同材不同样
用干榛蘑和鸡肉一同炖食，效果良好。

榛蘑白糖汁
缓解癫痫症状

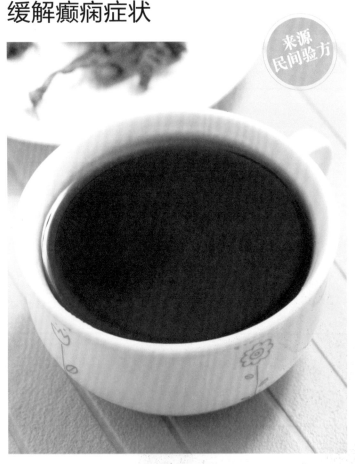

来源
民间验方

材料： 榛蘑 120 克，白糖 90 克。

制作： 榛蘑用水煮 10 分钟左右，滤汁，加白糖调服即可。

偏方 2

石菖蒲有化湿开胃、醒神益智、散风去湿的作用，搭配猪心煮汤，能养心益智、化痰开窍，适合癫痫的小儿食用。

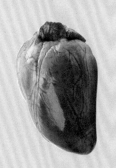

使用指南

饮汤，食猪心。长期食用。

同材不同样

取石菖蒲 15 克，捣烂，加几滴姜汁混合服用。

菖蒲猪心汤
养心益智

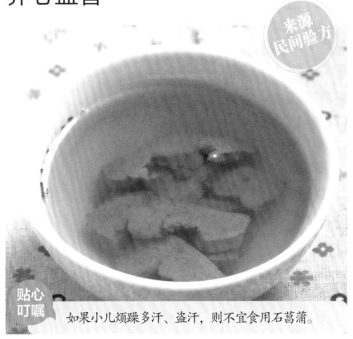

来源
民间验方

 贴心
叮嘱
如果小儿烦躁多汗、盗汗，则不宜食用石菖蒲。

材料：猪心 1 具，石菖蒲 10 克。

制作：猪心洗净，将研成末的石菖蒲放入猪心中，加水煮汤，至烂熟为止。

家 庭 医 生

1. 患儿抽搐时，将头偏向一侧，托起下颌，预防舌头后坠引起窒息。

2. 不能强力阻止患儿的抽动，以免发生骨折或其他意外。

3. 减少各种感染引起的发热，出现高热要尽快采用降温措施。

4. 合理安排患儿的生活起居，保证充分休息，饮食不过量，保持情绪的平稳。

5. 患儿可适当参加活动，但不宜游泳、爬山、荡秋千等活动。

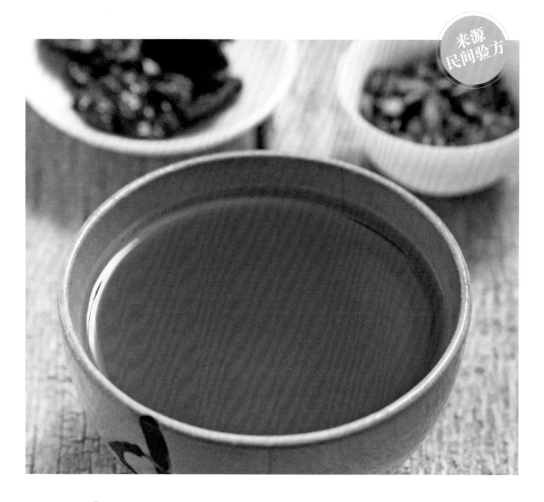

来源
民间验方

偏方 **3** 丹参龙眼汤
补心健肾

本方中，龙眼和丹参有补心健肾的功效，而炒枣仁有镇静、催眠、镇痛、抗惊厥的作用。搭配在一起，对心肾不足型的癫痫症很有效。

材料： 丹参、龙眼肉、炒枣仁各 15 克，白蜜适量。

制作： 前三味放入砂锅，加水煎煮 20 分钟，取汁，加入白蜜调匀即可。

贴心
叮嘱

1. 在服用丹参的同时，不要与醋等酸性食物同食，会导致疗效下降。

2. 有内热的宝宝不宜使用本方，如内有痰火等。

使用指南
每日 2 次，温热食用。
同材不同样
还可以加入适量石菖蒲同煎。

附录 宝宝所需的常见营养素

营养素	主要功效	推荐含量	食物来源
蛋白质	构成细胞、组织和器官的基本原料	母乳喂养: 2 克/(千克体重 * 日) 牛奶喂养: 3.5 克/(千克体重 * 日) 1.5~6 岁: 35~55 克/日	牛奶、蛋类、鱼、肉类、豆类
碳水化合物	为宝宝的正常发育提供大部分热量	0~2 岁: 10~12 克/(千克体重 * 日) 4~6 岁: 350~450 克/日	水稻、玉米、甘蔗、西瓜、土豆、红薯以及蔗糖等
脂肪	为宝宝提供热量和身体必需的脂肪酸	婴儿: 4 克/(千克体重 * 日) 1~3 岁: 3 克/(千克体重 * 日)	猪肉、牛肉、鸡蛋、大豆、花生仁、核桃仁、松子仁等
维生素 A	保持上皮组织健康,增强身体抵抗力,维持视觉功能的正常	400 微克/日	鱼肝油、肝脏、蛋黄等
维生素 B_1	参与糖代谢,维持正常精神活动	0~1 岁: 0.2~0.3 毫克/日 1~7 岁: 0.6~0.7 毫克/日	谷皮、谷胚、豆类、坚果、动物内脏、瘦肉等
维生素 B_2	支持身体成长,利于神经系统健康	0~1 岁: 0.4~0.5 毫克/日 1~6 岁: 0.6~1.0 毫克/日	牛奶、动物内脏、鱼、蛋类、绿色蔬菜等
维生素 B_6	调节中枢神经系统,稳定情绪	0~1 岁: 0.1~0.3 毫克/日 1~6 岁: 0.5~0.7 毫克/日	鸡蛋、瘦肉类、乳类、鱼类、蔬菜等
叶酸	是核酸合成的主要原料,帮助红细胞形成,预防贫血	0~1 岁: 65~80 微克/日 1~7 岁: 150~200 微克/日	菠菜、油菜、草莓、樱桃、石榴等蔬果类

营养素	主要功效	推荐含量	食物来源
维生素 C	参与体内氧化还原反应，促进铁的吸收和叶酸的代谢	0~4 岁：40~60 毫克 / 日 4~7 岁：70~80 毫克 / 日	青椒、柑橘类、柠檬、红枣等新鲜蔬果
维生素 D	促进生长和发育以及骨骼钙化、牙齿健康	6 岁以内：10 微克 / 日	鱼肝油、鱼子、蛋黄、奶类等
维生素 E	是有效的抗氧化剂	1 岁以内：3 毫克 / 日 1~4 岁：4 毫克 / 日 4~7 岁：5 毫克 / 日	豆类、麦胚油和蔬菜等
钙	骨骼和牙齿的重要组成成分	6 个月内：300~400 毫克 / 日 7 个月~1 岁：400 毫克 / 日 1~4 岁以上：600 毫克 / 日	牛奶、酸奶、黄豆、豆腐等
铁	防治缺铁性贫血	6 月以上：10~12 毫克 / 日	牛肉、猪肉、猪肝、蛋黄、深绿色植物
锌	生长发育、生殖遗传、免疫、内分泌等重要生理过程中必不可少	1~6 个月：1.5 毫克 / 日 7~12 个月：8 毫克 / 日 1~6 岁：9~12 毫克 / 日	牛肉、动物肝、蛋黄、海产品等
硒	清除体内自由基，排除毒素、抗氧化，提高免疫力	1~6 个月：15~20 微克 / 日 7~12 个月：20 微克 / 日 1~6 岁：20~35 微克 / 日	芝麻、苋菜、蘑菇、动物内脏、淡菜、鲜贝、龙虾等
镁	参与体内所有能量代谢，激活和催化酶系统、构成骨骼和牙齿	6 个月以内：30 毫克 / 日 7~12 个月：70 毫克 / 日 1~4 岁：100 毫克 / 日	胡桃、乳类、肉、五谷等
碘	维持宝宝的智力发育，促进宝宝的生长发育	1~12 个月：40 微克 / 日 1~4 岁：50 微克 / 日 4~7 岁：79 微克 / 日	藻类、海产品等

腹泻

旋推肾经

用拇指螺纹面旋推手部肾经 400 次。

肾经：位于小指掌面。

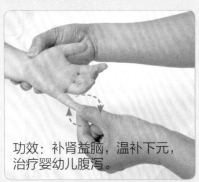

功效：补肾益脑，温补下元，治疗婴幼儿腹泻。

摩揉脐部

用一手掌根部逆时针按揉脐部 300 次。

脐部：位于肚脐周边五六厘米的位置。

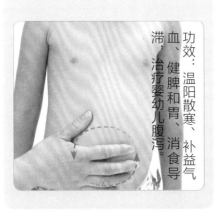

功效：温阳散寒、补益气血、健脾和胃、消食导滞，治疗婴幼儿腹泻。

便秘

按揉足三里

用拇指指端按揉足三里穴 50 次。

足三里穴：位于外膝眼下四横指、胫骨边缘。在宝宝小腿的外侧，约在外膝眼下三寸，小腿骨外一横指。

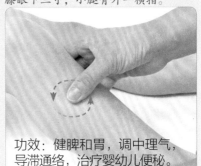

功效：健脾和胃，调中理气，导滞通络，治疗婴幼儿便秘。

推七节骨

用双手的拇指桡侧缘自上向下直推宝宝后背七节骨 300 次。

七节骨：位于背部正中线，约当第七胸椎处。

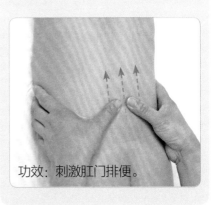

功效：刺激肛门排便。

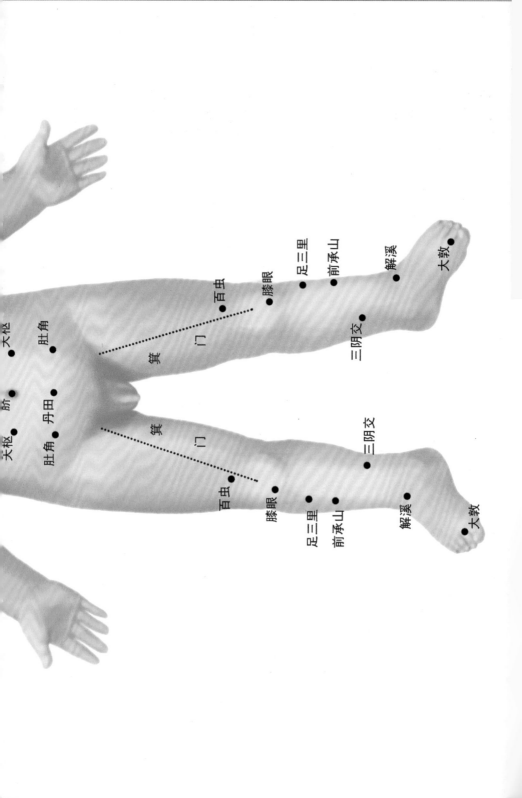

天枢　阶　肚角　丹田　大枢　肚角

百虫　箕　门　膝眼　足三里　前承山　解溪　大敦

三阴交

百虫　箕　门　膝眼　足三里　前承山　三阴交　解溪　大敦

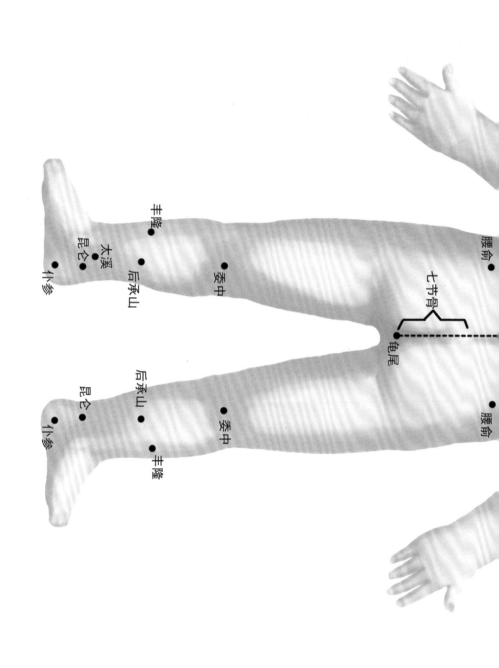

丰隆
昆仑
太溪
仆参
后承山
委中
腰俞
七节骨
龟尾
腰俞
委中
后承山
昆仑
仆参
丰隆

咳嗽

补肺经

用拇指螺纹面旋推手部肺经 400 次。

肺经：位于无名指的掌面。

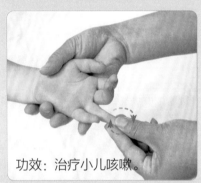

功效：治疗小儿咳嗽。

按揉丰隆穴

用拇指螺纹面按揉丰隆穴 50 次。

丰隆穴：位于外踝上 8 寸，胫骨前缘外侧 1.5 寸，胫腓骨之间。从腿外侧找到膝眼和外踝，取中点；找到胫骨前缘外侧 1.5 寸（大约两指宽度），和刚才的中点平齐即为丰隆穴。

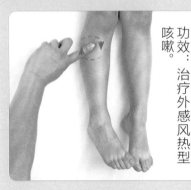

功效：治疗外感风热型咳嗽。

夜啼

清心经

用拇指螺纹面向指根方向直推手部心经 300 次。

心经：位于中指末节罗纹面。

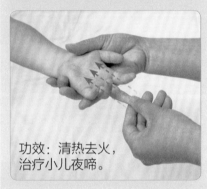

功效：清热去火，治疗小儿夜啼。

掐运内八卦

用拇指指端顺时针方向掐运内八卦 100 次。

以掌心（劳宫穴）为圆心，以圆心至中指根横纹内 2/3 和外 1/3 交界点为半径，画一圆，内八卦即在此圆上。

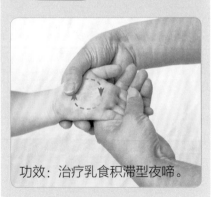

功效：治疗乳食积滞型夜啼。

宝宝常见疾病穴位速查

发热

推刮大横纹

用两手拇指螺纹面，自总筋向两侧分推大横纹 30 次。

大横纹：即腕部的横纹处。

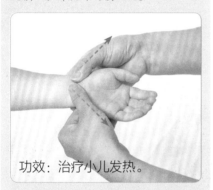

功效：治疗小儿发热。

直推天河水

用食指、中指指面自腕向肘直推天河水 300~500 次。

天河水：位于前臂正中总筋至洪池（曲泽）成一直线。即前臂内侧正中，自腕横纹至肘横纹呈一直线。

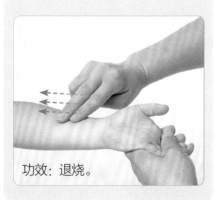

功效：退烧。

感冒

按揉耳后高骨

用双手中指指端揉耳后高骨 30 次。

耳后高骨：耳后入发际，乳突后缘高骨下凹陷中即为耳后高骨。

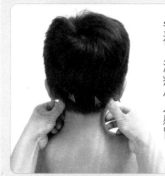

功效：祛风解表，镇惊安神，治疗小儿感冒。

按揉肺俞穴

用拇指指端按揉肺俞穴 10 次。

肺俞穴：在背部，当第 3 胸椎棘突下，旁开 1.5 寸。让宝宝低头，找到脖子后面正中骨的突起，这是第七颈椎的棘突，往下数三个这样的突起，这是第三胸椎棘突，再往两边 1.5 寸处就是。

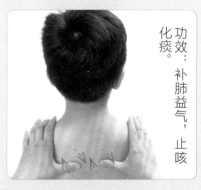

功效：补肺益气，止咳化痰

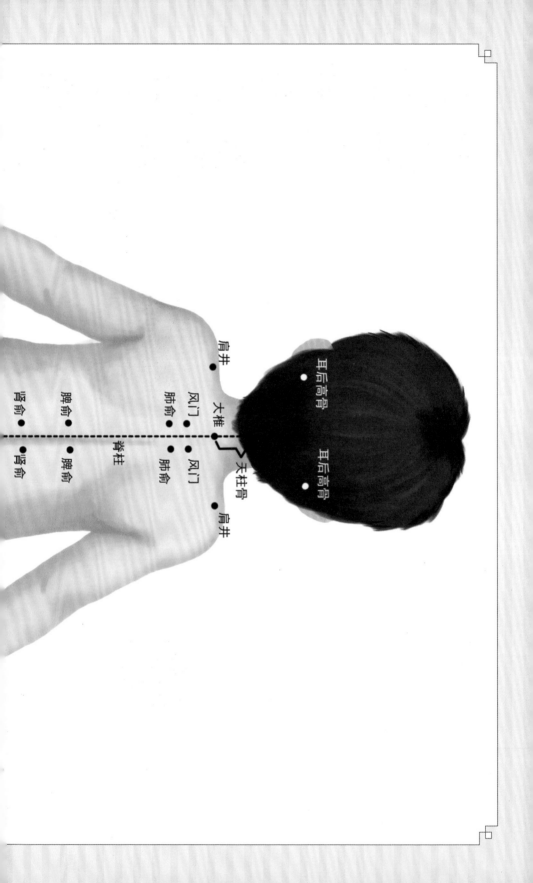

肩井

耳后高骨

天柱骨

肩井

耳后高骨

大椎

风门

肺俞

风门

肺俞

脾俞

脾俞

脊柱

肾俞

肾俞

宝宝全身穴位图

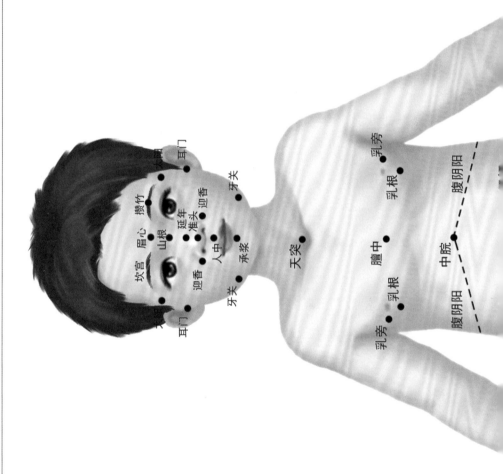

厌食

摩揉腹部

以一手掌面顺时针摩揉腹部 5~10 分钟。

腹部是骨盆和胸部之间的身体部分。

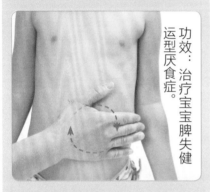

功效：治疗宝宝脾失健运型厌食症。

按揉脾俞穴

用拇指指端按揉脾俞穴 100 次左右。

脾俞穴：在背部，当第十一胸椎棘突下，旁开 1.5 寸。让宝宝低头，在颈后突出的椎骨是第七颈椎，下面就是第一胸椎，脾俞穴在十一椎骨旁开一指（双侧）。

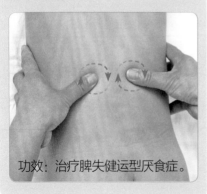

功效：治疗脾失健运型厌食症。

积食

摩中脘穴

用中指指端按揉中脘穴 30~50 次。

中脘穴：在上腹部，前正中线上，当脐中上 4 寸。

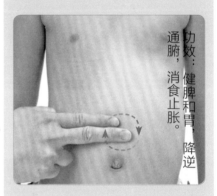

功效：健脾和胃，通腑，消食止胀，降逆

捏脊

用拇指桡侧缘顶住宝宝后背皮肤，食指、中指二指前按，三指同时提拿肌肤，双手交替捻动，自下而上，向前推行，每捏 3 次，向上提拿 1 次。共操作 5 遍。

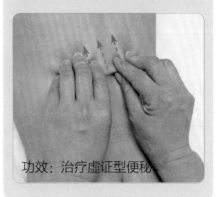

功效：治疗虚证型便秘。